よくわかる女性のADHD 注意欠如・多動症

漫话ADHD译丛

丛书主编 于晓辉

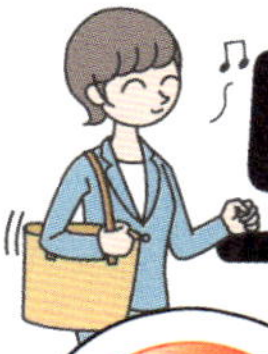

与ADHD共处

女性篇

[日] 司马理英子 著　张 锐 译

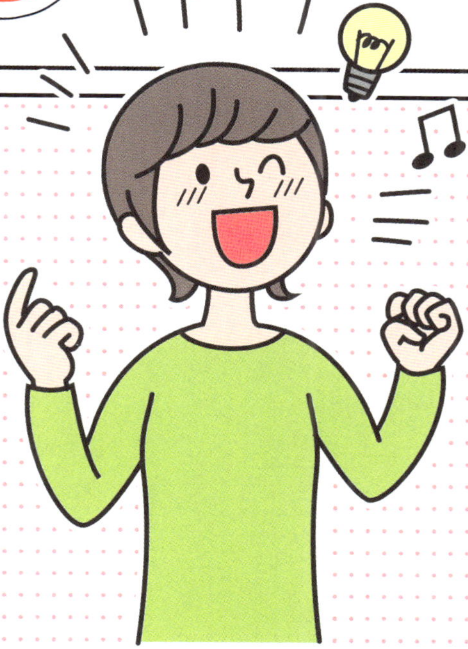

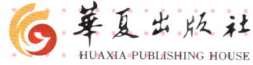
华夏出版社
HUAXIA PUBLISHING HOUSE

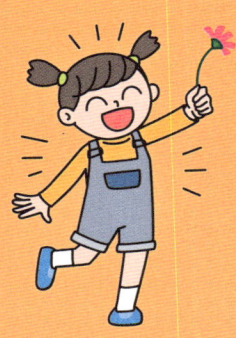

译者序

翻译《与 ADHD 共处（女性篇）》的过程，总让我想起在工作中见到的那些令人心痛的身影：因学业重压与校园霸凌而休学的女中学生；在育儿与家务中濒临崩溃，却将"健忘"与"杂乱"归咎于自身意志力的妈妈；在人际交往中屡屡受挫，深陷"为何我与他人不同"的绝望深渊的合并孤独症谱系障碍特质的女性。这些困境的背后是一个长期被忽视的真相：ADHD 女性的痛苦，根源从来不是"不够努力"，而是她们独特的神经特质始终未被世界真正"看见"与理解。

作为一名长期从事发展心理学研究与临床咨询的专业人员，我深知注意缺陷多动障碍（Attention Deficit Hyperactivity Disorder，ADHD）给女性带来的独特挑战。她们的症状鲜少像男性那样表现为外显的"多动"与"冲动"，更多是"注意力游移""任务启动困难""情绪敏感"等内隐特质。而这些特质，恰恰与社会对女性"细心、有条理、情绪稳定"的刻板期待形成尖锐的冲突。"当女孩在课堂上'走神'，人们说她'文静'；当成年女性家中凌乱，人们只道她'懒惰'"，正是这些根深蒂固的误解，让无数 ADHD 女性在迷茫中挣扎，许多人直至继发焦虑、抑郁等严重心理问题后才得以确诊。

司马理英子院长的著作正是为打破这种误解而来。她敏锐地捕捉到 ADHD 女性的特殊处境：不仅要应对注意缺陷、冲动等核心症状，还要背负"家庭主妇理应打理好家务"等沉重的社会角色压力。书中那些"ADHD 女性常说的话"——"总是做重复性的家务劳动，太难了……""从哪里开始呢？"——字字句句都出自现实生活，直击人心。

本书的珍贵价值在于，其对女性生命周期的全景式关照与极强的实操性。从生活管理到职场应对，再到婚姻沟通、育儿挑战，作者始终强调"建立框架"与"把握节奏"的核心策略。例如，为 ADHD 女性设计的"生活作息表"，并非严苛的时间束缚，而是通过锚定睡眠、用餐等关键节点来建立稳定的生物节律；针对冲动消费的建议，不仅涉及财务规划，更深入剖析了其背后寻求"即时满足"的神经机制。这种科学理性与人文关怀交织的叙述，能让读者感受到深切的"被理解"与"被支持"。

书中关于人际关系的探讨，尤其引起我的共鸣。临床上，许多 ADHD 女性因"频繁遗忘约定"或"冲动失言"而陷入人际孤岛，甚至产生"不配被爱"的自我否定。作者并未回避这种痛苦，而是提供了如"3 秒忍耐法则""双重提醒机制"等切实可行的工具。更重要的是，她传递了至关重要的信念："关系中的冲突，并非你的过错，只是你的大脑需要不一样的沟通方式。"这份基于理解的"情感支撑"，恰恰是许多 ADHD 女性生命中最为匮乏的养分。

尤为可贵的是，作者对"治疗"的定义远远超越了医学范畴。书中用大量篇幅引导读者"重新发现 ADHD 的优势"：注意力分散可能意味着"思维跳跃与创造力"，冲动可能蕴含着"行动力强"的潜能。这正是本书力图传递的核心信息：接纳 ADHD 并非"向疾病妥协"，而是找到与自己的独特大脑"和解共生"的智慧路径。

当下，ADHD 已不再被视为"儿童专属障碍"，但对成年女性的 ADHD 识别、理解与有效支持，在全球范围内仍处于起步阶段。作为译者，我深切期望这本书能惠及三类关键人群：

● **尚未确诊的成年女性**：愿这本书成为一把钥匙，解开她们长久以来的困惑——"原来我不是一个人，答案藏在神经多样性之中"。

● **ADHD 女性的家人与同事**：提供一份"如何真正有效支持她"的指南，在给予力量的同时，也守护好支持者自身的边界。

● **专业工作者**：注入"从性别视角深入理解 ADHD"的新启发，深刻认识到 ADHD 绝非道德缺陷，而是大脑运作的另一种模式——唯有社会认知的根本性转变，才能为这一群体创造真正包容的环境。

最后，谨以此译作，献给每一位翻开本书的女性：你的挣扎，并非个性缺陷，而是未被适配的系统性问题。正如作者所强调的，"75 分的生活就可以了"。愿这本书成为一盏探索自我的明灯，助你在理解与技巧中，重拾那份被日常困扰所遮蔽的内在生机与力量。

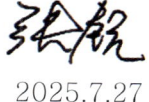

2025.7.27

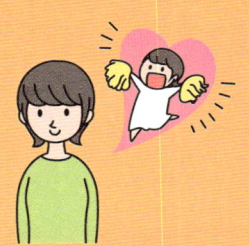

前 言

经常迟到,忘记带东西,总是在不经意间失误,因粗心大意而失败。

收拾、烹饪和其他家务都做不好。

每件事虽然都不难,但让人觉得生活负担很重。

每天的小事都很难做好。

虽然很想开始做该做的事,但总是拖到截止日期前才慌慌张张地完成,导致时间不够,完成度不尽如人意。

对于看起来有趣的事情会突然跃跃欲试,明明知道有些事情不做更好,却还是忍不住做。

不能忍耐。不能按计划行事。

反复否定自己,认为自己总是做不好,发挥不出实力,难以得到周围人的认可。

这样的你可能有注意缺陷多动障碍(Attention Deficit Hyperactive Disorder,ADHD)。

ADHD 是发育障碍的一种,表现为躁动不安(多动)、不能等待(冲动)和难以保持注意力集中(注意缺陷)。

本书关注的是 ADHD 女性所面临的问题，并提供相应的对策。

与 ADHD 男性相比，ADHD 女性的症状可能不那么明显，但她们有许多困惑。

女性在家务、育儿等家庭生活中发挥着重要的作用，因此，与男性的情况不同，她们经常会因为这些症状而烦恼不已。

缩小目标，应用一些小技巧，使用一些策略，这样每天的生活会轻松很多。

本书将介绍各种应对 ADHD 的策略和方法。

选一个试试看，这个方法也许会让你轻松度过日常生活。

你会开始积极地看待自己。

请打开这本书，迈出第一步吧！

司马理英子

目录

引言　ADHD 女性常说和常被别人说的话

ADHD 女性常说的话 /002

ADHD 女性常被别人说的话 /004

你想要平静下来，顺利地过好每一天吗？ /006

第1章　ADHD 和发育障碍

什么是 ADHD？/008

● ADHD 是一种发育障碍，有注意缺陷、多动、冲动三个特征 /008

什么是发育障碍？ /011

● "发育障碍"究竟是怎么一回事？ /011

什么是成人 ADHD？ /014

● 即使长大成人，也有 1/3 的人仍然有 ADHD 的症状，并为此感到烦恼 /014

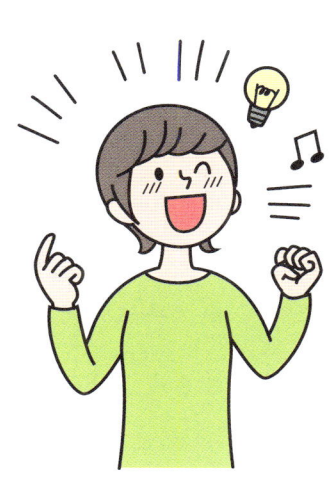

成人 ADHD 的问题点 /017

- 成年后才发现自己有 ADHD 时需要面临的问题 /017
- 在工作、孩子上学等社会生活中容易产生的困扰 /020
- 在家庭、个人生活中容易产生的困扰 /024

第 2 章 为了 ADHD 女性的幸福

ADHD 女性的形象 /030

- 由于社会对女性角色的期待，ADHD 女性会感到生活困难 /030

ADHD 女性感到困扰的事情 /034

- 不擅长做家务 /034
- 冲动行事会折腾身边的人 /037
- 能认识到"只要努力就可以做到"，但难以持久 /040

为了变得幸福 /043

- 通过学习技能，提高周围的人对自己的评价！ /043
- 只要注意到周围的人有困扰，就能变得幸福！ /046
- 自我支持的同时，寻找提升技能的"教练"/049

目录

第3章　物品整理和时间管理的生活技能

物品整理 /054

- 了解物品和时间的使用规则 /054
- 物品整理分为三个步骤：减少、决定和维持 /058

时间管理 /061

- 制订例行程序是每日顺畅的关键 /061
- 创造让日常生活变轻松的时间框架 /064
- 不同类型的生活框架 /067

家务处理 /075

- 即使有ADHD，也能做好家务！打扫、烹饪、洗衣服——三大家务的操作技巧 /075

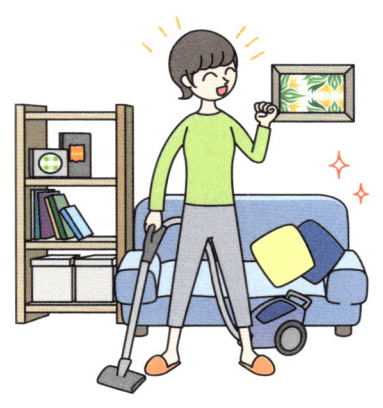

日程安排 /084

- 日程安排是对时间的管理。摆脱恶性循环，让每天都不累！ /084
- 制订计划的方法：从"目标"逆向推算所需时间 /087

为了顺利开展日常事务 /090

- 减少错误发生次数的 5 个要点 /090
- 建立一个不会遗忘、能够想起来的机制 /094
- 选择搭配好的"套装",进行个人形象管理 /097
- 25 个生活小技巧 /101

第4章 为了与周围的人和谐相处

人际关系维系的关键点 /108

- ADHD 人士在建立人际关系时可能遇到的难点 /108
- 与丈夫、恋人等最亲近的人保持稳定的关系 /111

与丈夫相处 /114

- 别直接冲丈夫发火,先制订策略吧! /114
- 防止烦躁的技巧 /116

与孩子相处 /119

- 即使育儿过程很艰辛,也要花时间陪伴孩子 /119
- 与孩子"愉快地度过时间"是首要的,"打"是绝对不允许的 /122

与家人以外的人相处 /125

- 与家人以外的人相处时，为了减少人际关系方面的麻烦，学会这样的对话技巧 /125
- 为了不让自己和周围的人感到疲惫，学会巧妙地拒绝和接受的技巧 /128

与自己相处 /135

- 当情绪陷入恐慌时的应对技巧 /132
- 为了与自己和谐相处，好好休息，重视睡眠 /135

与恋人相处 /138

- 为了拥有一段长久且能帮助自己成长的恋爱关系 /138

与父母相处 /142

- 让你降低自我评价的人，可能是父母 /142

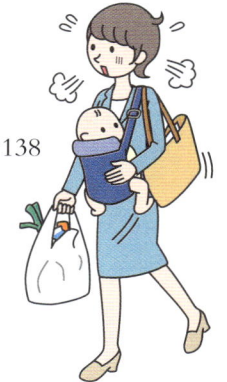

第5章 ADHD 的治疗

ADHD 的诊断 /146

- ADHD 的诊断标准：DSM-5 和 ICD-10 /146
- 成人 ADHD 与儿童 ADHD 有不同的诊断标准 /150

ADHD 的成因 /154

● ADHD 的成因与脑的工作方式有关 /154

ADHD 的治疗 /158

● "了解"是第一步,从自己能做的事情开始 /158

● 医疗机构开展的治疗 /161

● 调整大脑内神经递质的药物治疗 /164

容易与 ADHD 混淆的其他发育障碍和精神疾病 /168

● 阿斯伯格综合征 /168

● 学习障碍 /171

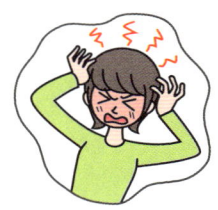

● 抑郁状态、抑郁症 /174

● 其他精神疾病和激素不平衡的状态等 /177

给支持 ADHD 女性的人的建议 /182

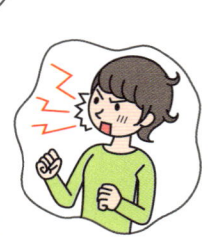

● 为了支持 ADHD 女性,希望你知道的事情 /182

● 针对不同关系,与 ADHD 女性的相处之道 /185

利用支持制度 /188

● 利用就业支持制度找到工作 /188

● 了解发育障碍人士可以利用的支持制度 /190

引言

ADHD 女性常说和常被别人说的话

成年后的你忽然意识到:"也许我有 ADHD。"
下文出现的话是你常说和常被别人说的话吗?
这些话其实是有含义的。
让我们开始思考成年女性 ADHD 的特征吧!

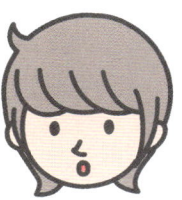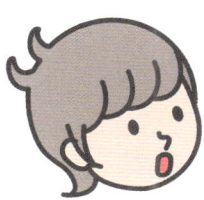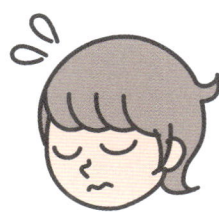

ADHD 女性常说的话

当你在做某事或与别人说话时,你会说这样的话吗?
你如果一直在重复这些话,可能就有 ADHD 倾向。

总是做重复性的家务劳动,太难了……

你不喜欢固定的做事方式,也不喜欢做没有新鲜感的单调事情。你做家务劳动的效率很低。

嗯?究竟在说什么话题呢?

你有时能专注于一个点,但注意力持续时间并不长,容易忽视谈话的重点。

哇!这个太可爱了,买!!

冲动不仅表现在工作中,还表现在财务上。你总是无计划地随意购物,不久就透支了。

找不到,找不到,找不到钥匙!

钱包在哪里呢?

你的注意力会立即转移到下一个动作上,重要的东西经常被随手放在某处而丢失。

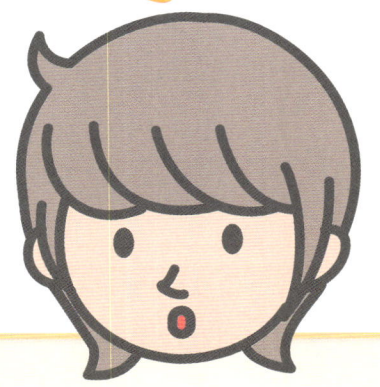

> **我想到一个好主意!**

虽然你能凭直觉想出好主意,但之后却没有继续的动力……

> **稍后再做……还有时间,没关系吧……**

你总是推迟必须要做的事情。对去上班或做家务这些应该做的事你总是提不起劲儿。

> **太讨厌了!**
>
> **已经不行了!**

当出现问题时,你总是想逃避。你会想起过去的失败经历,并立即说"已经不行了"。

> **从哪里开始呢?**

在日常生活和工作中,你不知道自己该做什么或怎么做。

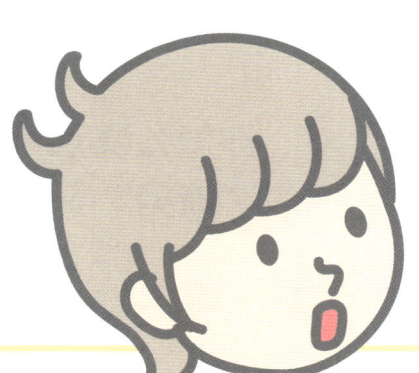

ADHD 女性 常被别人说的话

也许你并没有察觉，但你可能在不知不觉中影响了周围的人。

每个人都偶尔会被别人说这样的话，但如果你经常被别人这样说，那么无论是你还是说这句话的人都会感到很困扰。

你也是女人，为什么做不到呢？

一般来说，人们会觉得女性的房间、衣物很"整洁"，因此，如果你很邋遢，别人就会很疑惑。

别再这样了……

即使明知饮酒和吃甜食对健康有害，你也戒不掉。家人试图阻止你，却……

又丢了……

你总是忘事、丢东西、迟到，周围的人深感无奈，却放弃了说教。

又是这样吗？！

又迟到了！

比起真诚，你更想寻求刺激，被坏男人吸引，连朋友都舍弃了。

你怎么喜欢"渣男"？

不仅房间凌乱,你还可能穿着带有污渍的衣服出门。

太邋遢了……

不敢相信你会这么说……太过分了!

你不经意间冲动地说出自己的想法,伤害了对自己来说很重要的人。

由于你总是把工作应付过去,往往自身没有成长,也无法积累经验。

入职公司已经一年了,但还是没有改变。

以前也解释过啊。

由于粗心大意,你一遍又一遍地犯同样的错误。

想法倒是挺好的……

虽然观察力和策划能力出众,但你往往缺乏后续行动。在工作场合被这样说可能很常见。

就是执行力不足啊。

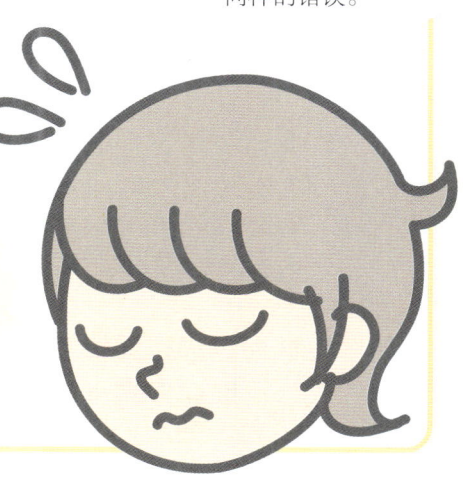

你想要平静下来，顺利地过好每一天吗？

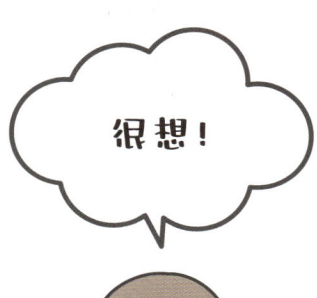

很想！

> 显然，我不是人们普遍认为的那种女性。尽管我自己认为这能让我拥有个性，但实际上，我似乎给周围的人带来了很多麻烦。
>
> 我总觉得自己被什么追着，很多事情都不是一帆风顺的。我感到内心非常痛苦。
>
> 当我尝试做某事时，我会立即想起自己过去犯的错误，但我对此无能为力。

不应该这样的…… 大家怎么做得这么好呢？

> 如果有我能做的事，我很想去做。我开始觉得我只是不知道该怎么做。

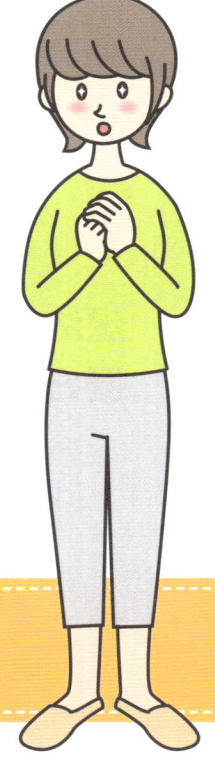

如果你认为自己是这样的，那么从今天开始，你可以做到很多事情。

第1章

ADHD 和发育障碍

首先，ADHD 和发育障碍到底是什么呢？
还有，儿童和成人的 ADHD 有何不同？
在思考女性ADHD之前，让我们先探讨 ADHD 本身。

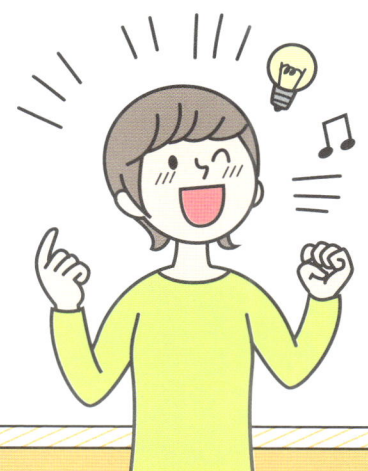

什么是 ADHD？

ADHD 是一种发育障碍，有注意缺陷、多动、冲动三个特征

关于注意缺陷、多动、冲动的特征

注意缺陷多动障碍（Attention Deficit Hyperactive Disorder，ADHD）是一种发育障碍。ADHD 有三个特征，分别是注意缺陷、多动和冲动。由于脑的工作方式不同，ADHD 人士不擅长同时处理几件事。他们的注意力容易分散，表现出"注意缺陷"的特征；身体不停地动来动去，表现出"多动"的特征；想到什么就立刻行动，表现出"冲动"的特征。这些特征往往并非单独显现，而是组合起来形成每个人不同的特点。

ADHD 的表现形式多种多样，主要分为三个类型：注意缺陷型、多动/冲动型、混合型。

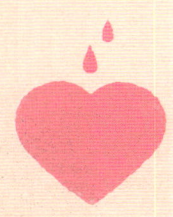

多动／冲动型的特点

　　多动／冲动型的 ADHD 人士给人的刻板印象是总动来动去的。他们容易打断他人的话，不能等到自己发言，常干涉别人的事情。他们无法长时间待在餐厅和会议室中，也存在不能一直与他人在一起的困难。ADHD 成人总感觉自己的大脑中吵吵嚷嚷，难以平静。他们如果有了一个想法，大脑就停不下来，不停地制订计划。

　　他们也会出现未充分考虑就一时冲动做出重要决定，只是简单思考就乘势而为，之后后悔的情况。

注意缺陷型的特点

　　注意缺陷型的 ADHD 人士表面上给人的印象是性格内向，做事慢悠悠的。实际上他们在大脑中考虑着与眼前完全不相干的事情。他们总是丢三落四、迟到，由于注意力不集中，难以完成工作和日常家务。女孩在儿童期也许会被认为总在"静静地做白日梦"。

　　在工作中，他们总是做不到位或过分注重细节，因此，很难完成任务。比如，他们会逃避撰写报告、完整填写表格、通读长篇文章等。在生活中，他们总会弄丢重要的东西，忘记付钱，忘记回电话，忘记约会的时间。

ADHD 的三大特征

注意缺陷

为小事分心,不能持久集中注意力。因此,经常丢东西,也经常忘事。因为没有认真听或忘记了工作指令,所以失误很多。

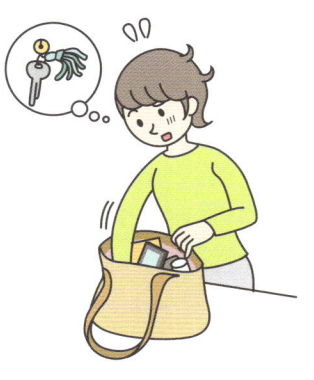

多动

无法保持安静,坐立不安,来回踱步,用手或脚摆弄东西发出声响,让周围的人感到疲惫。脑子里会产生各种各样的想法,有时无法平静下来。

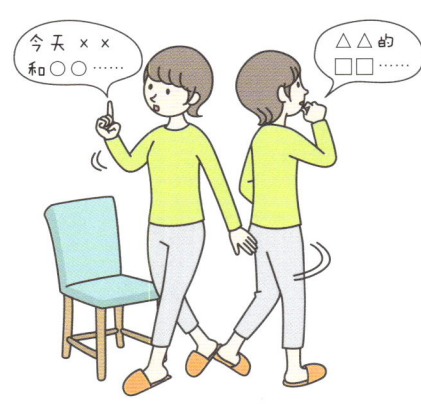

冲动

如果想到什么事情却没有马上行动,就会感到纠结。等不及排队轮到自己,想插队完成。经常打断对方的话,干涉别人,给别人造成困扰。

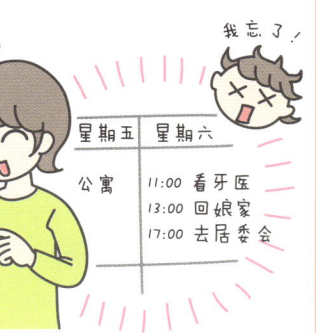

什么是发育障碍?

"发育障碍"究竟是怎么一回事?

> 发育障碍可以说是生来就有的特性

　　发育障碍指的是脑的工作方式有偏差,就像思考、行为有自己的癖好一样。大多数人从儿童期就显现出不同。

　　发育障碍的"大家庭"包含孤独症谱系障碍(Autism Spectrum Disorder,ASD)、ADHD、学习障碍(Learning Disability,LD)等类型(请参照第13页)。每种类型各有特点,其共通之处是,个体的优势、弱势有很大差异,发育阶段也参差不齐。一个人难以完成任务,常被归咎于其"懒惰""急性子"的性格或者父母的教养问题,然而,实际上是脑的先天特征所致,因此,很难得到周围的人的理解。

发育障碍像光谱一样,不是"非黑即白"

发育障碍无法明确"黑白"。它不像怀孕,怀孕的诊断标准是阴性结果表示未怀孕、阳性结果表示已怀孕,两者能够明确区分。每个人的脑发育都有某种倾向,如果这种倾向影响了日常生活,就会被诊断为发育障碍。由于发育不平衡的幅度很大,因此,被称为"灰色地带"(即无法诊断)的情况也不在少数。

此外,发育障碍还可能出现合并其他障碍的可能。ASD、ADHD 和 LD 的主要特征各不相同,但有可能合并多重问题。

*发育障碍的名称近年来发生了变化,请参照下一页。

黑白难以分清的情况
灰色地带

从症状明显到有这种倾向但症状模糊,发育障碍有广泛的多种模式,因此被认为像光谱一样。因为这个范围是渐变的,所以不能严格判断是"黑"还是"白"。

发育障碍

ADHD
（注意缺陷多动障碍）

以注意缺陷、多动、冲动为特征，容易分心、冲动，无法保持安静，失误多等。
沟通能力没有太大问题，但可能会单方面冲动地表达自己的想法。

ASD
（孤独症谱系障碍）

与周围的人相处不好，沟通不畅，难以理解他人的情感，有强烈的固执倾向等。
社交能力、沟通能力和社会想象力发育迟缓。

LD
（学习障碍）

基本上智力发展没有迟缓，但在某些特定领域学习困难。
听、说、读、写、计算、推理能力等。

发育障碍有多种类型，不同类型间存在一些重叠的特征。

病名梳理

近年来，发育障碍相关知识渐渐得到了普及，但也有人因为病名的变更而感到困惑。2000年美国精神医学学会发布DSM-IV-TR（《精神障碍诊断与统计手册》第4版修订版），将孤独症、阿斯伯格综合征、非特定性广泛性发育障碍等归类在广泛性发育障碍（Pervasive Developmental Disorder，PDD）的大类中。ADHD的诊断一般采用的是DSM-5（《精神障碍诊断与统计手册》第5版）和ICD-10（即世界卫生组织发布的《国际疾病分类》第10版）。

ADHD在DSM-IV-TR中称为注意缺陷/多动障碍（Attention-Defict/Hyperkinetic Disorder），在DSM-5中称为注意缺陷多动障碍，在ICD-10中称为多动性障碍（Hyperkinetic Disorder），病名有所不同。

> 什么是成人 ADHD？

即使长大成人，也有 1/3 的人仍然有 ADHD 的症状，并为此感到烦恼

成年后，症状变得不那么明显的原因

随着成长，ADHD 人士的一些症状，如无法保持安静等，会逐渐变得不那么明显。

儿童期有症状的人中，大约 1/3 在青春期症状消失；1/3 在成年后虽然仍有一些症状，但不那么明显；还有 1/3 在成年后仍然有症状，而且会给生活带来困难。

虽然存在个体差异，但成人的 ADHD 与儿童的 ADHD 相比，多动（无法保持安静）减弱，注意力不集中更明显。

例如，忘记东西、无法持续集中注意力等，这些注意力不集中的问题会对工作和生活产生影响。

在家庭和学校等环境良好，本人的智力水平较高的情况下，有些人往往能掌握应对 ADHD 症状的方法，这些症状会被视为个性的一部分。很多人甚至意识不到自己正受到 ADHD 的困扰。

然而，在成长过程中，有些人会因 ADHD 而出现极低的自我评价。还有些人处在得不到理解的不利环境中，可能会出现拒绝上学及抑郁状态、焦虑障碍等继发症状，这些现象已成为广为人知的问题。

随着成长，
有些人的问题会得到解决

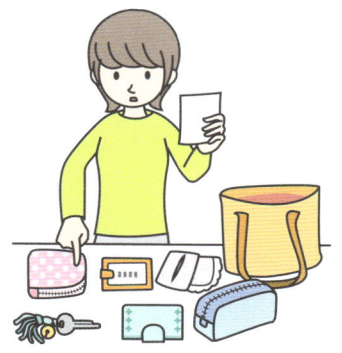
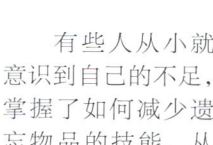
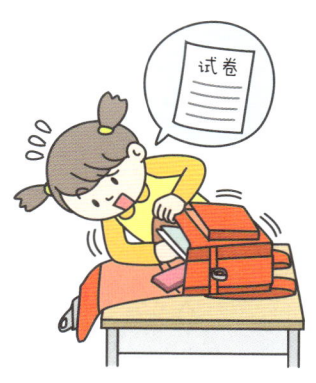

有些人从小就意识到自己的不足，掌握了如何减少遗忘物品的技能，从而解决了问题。

成年后，
反而因 ADHD 而出现更多问题

　　成年后，自立意味着不再像儿童期那样拥有父母和老师等的帮助，也意味着失去了他人的监督。一切都变成了自己的责任。同时，开始工作、支撑自己的家庭，需要做的事情的种类和数量也大大增加，这就需要个人具备相应的管理技能。

　　另外，成年后，自由时间会增加，遇到的风险会变大。例如，儿童可能只是骑自行车摔倒受伤，而成人可能会开车出现事故，造成损害赔偿；儿童只能用零花钱买想要的东西，而成人可以自由支配所有工资，甚至出现无法支付信用卡金额的情况。

　　成人由于注意力不集中、多动、冲动而出现的问题，与儿童期相比，影响更为严重。

成年后得不到任何人的帮助

儿童期

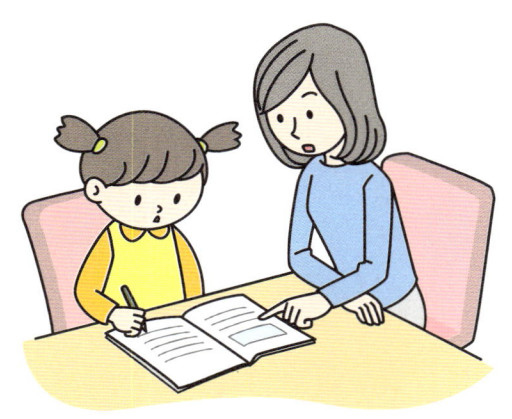

即使成绩差,即使失败,也会被学校和家庭所守护。

成年期

工作失败、家庭纠纷、时间管理……全部都是**自己的责任**

成为孩子和配偶的依靠……**要做的事情增加了**

➕

遇到的风险变大了……

开车	自由支配金钱
交通事故	购物依赖

失败的话,后果会很严重

成人 ADHD 的问题点

成年后才发现自己有 ADHD 时需要面临的问题

成年后困扰增加的原因

ADHD 的症状通常在幼儿期或学龄前期就会出现，但是，女孩的 ADHD 有时会被忽视。与男孩相比，女孩多动和冲动的特征本来就不那么显眼，因为男孩更活跃。多动/冲动型的孩子可能只会被认为"活泼好动"，而注意缺陷型的孩子经常被认为"文静而心不在焉"。注意缺陷型的孩子不太会给别人带来麻烦，所以周围的人和本人都没有意识到困难。因此，他们中的很多人在成长过程中可能没有得到必要的支持。

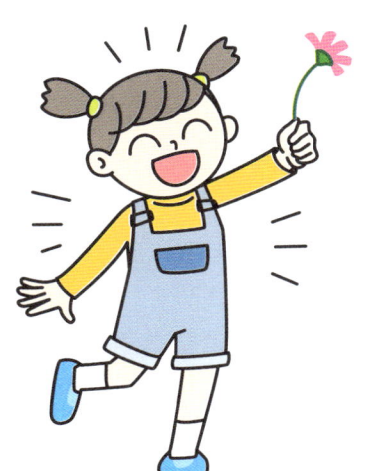

在学生时代，不擅长整理或把东西到处乱扔或许只会让自己感到困扰，但一旦步入职场，就会给周围的人带来麻烦，自己也会受到指责。因此，很多人会感到沮丧。此外，在同居或结婚后，因家务和育儿等家庭生活不顺利而使 ADHD 症状显现出来的情况也屡见不鲜。

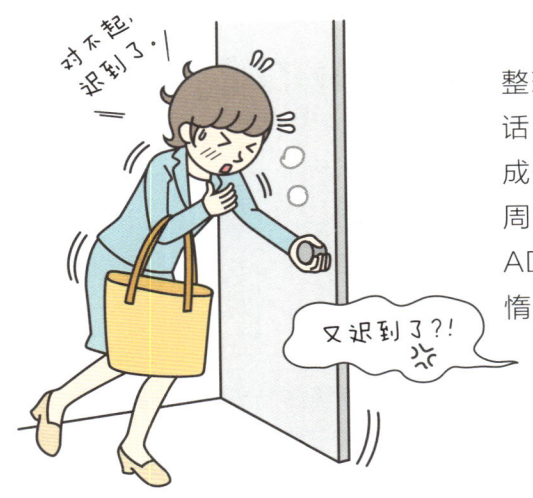

进入职场后,不擅长整理,经常迟到,忘记回电话,忘记重要工作,不能完成任务等情况频繁发生,但周围的人无法理解,因此,ADHD 人士会被贴上"懒惰""不能共事"等标签。

成人 ADHD 容易显现的成瘾问题

还有一个值得关注的问题是,ADHD 成人可能会出现成瘾问题。由于他们不能等待长期目标达成后取得的成果,更倾向于追求立即得到回报的事情,也就是容易及时享乐,被立即见效的事情吸引,这种倾向容易引起麻烦。

儿童即使想这样做,由于家长的限制和学校的规则,也不能做,想买什么也没有钱买,因此,成瘾问题没有显现,但成人有一定程度的金钱自由,只能靠自觉,因此,成瘾问题就容易显现。

成瘾问题既包括有损健康的药物和酒精成瘾,也有恋爱、购物、游戏等成瘾。

ADHD 的特征引发的问题

注意缺陷
- 容易忘事
- 工作记忆容量小
- 不能注意细节
- 低觉醒水平

- 容易分心，无法集中

- 无法忍受无聊
- 不能制订计划和做准备
- 不擅长按照既定的方法和步骤进行

- 无法履行约定和责任

- 很难安静坐着
- 无法保持安静
- 吵闹
- 脑海中涌现各种想法

- 易怒，无法忍受压力和不满

- 冲动（不擅长等待）
- 想快乐地度过当下
- 不能推迟享乐（即使将来有更好的事情，也无法忍耐）

多动   **冲动**

> 成人 ADHD 的问题点

在工作、孩子上学等社会生活中容易产生的困扰

如果儿童做出了具有 ADHD 特征的行为可能会被宽容，但如果是成人做出的这些行为将不再被允许。

包括 PTA（家长教师协会）活动在内的诸多被称为"工作"的事务，往往既需要计划性，也需要脚踏实地的积累。而且，很多事情并非由自己决定，而是需要经过协商，遵循他人的决定或配合他人。

即使自己成为经营者，完全按照自己的想法行事的情况也不会那么多吧。

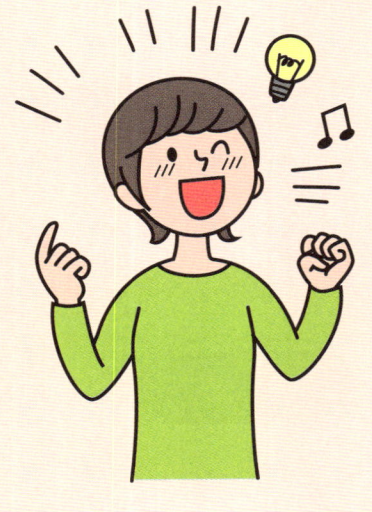

有想法，但后续行动跟不上

ADHD 人士的优点之一是思维活跃，不断有新的想法涌现。不过，想法虽好，但计划不足，这使他们往往无法达到预期的结果，最终半途而废。

他们缺乏对事物进行长期思考的能力，无法从预期的目标出发逆向推导并制订计划。

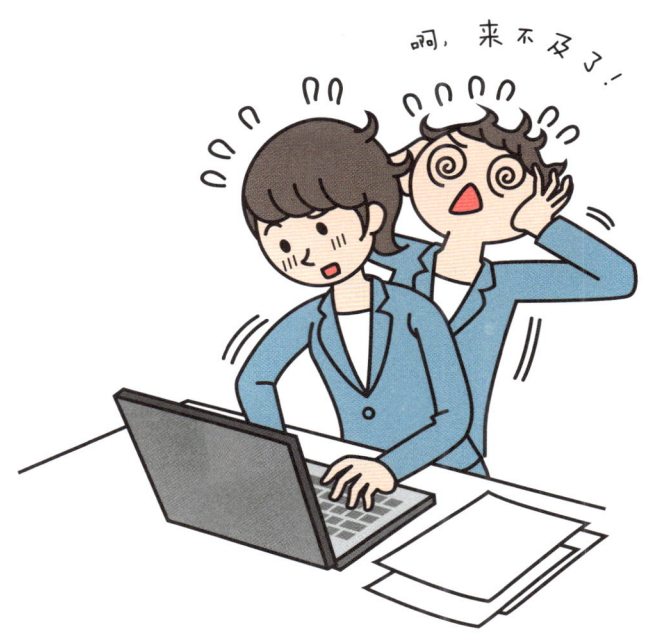

除了感兴趣的时候，
其他时候无法集中注意力

在工作的项目中，他们只有在感兴趣的时候才会积极投入。在不感兴趣的时候，注意力就容易涣散，他们可能会出现弄丢重要资料、忘记联络事项等问题，而等他们发现问题时往往已经来不及处理了。

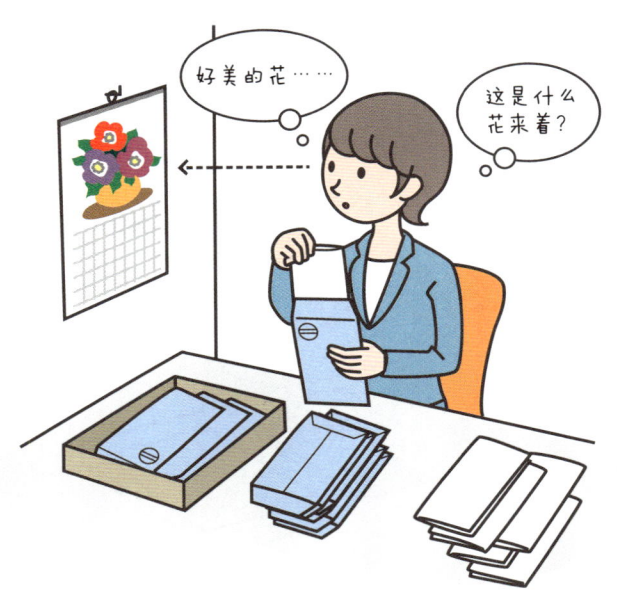

不擅长日常性工作

由于冲动性强的特质,他们容易被眼前感兴趣的事情吸引,容易厌倦重复做同样的事情。无论是做家务还是育儿,家庭生活的大部分事务都属于日常性工作,因此,他们不擅长。

同时,他们做好这些事情被认为理所当然,即使完成得再出色也不会得到好评,但是,他们如果不能顺利完成,就会受到关注,因此,很难被激发干劲。

听不进指令，失误多

他们无法集中注意力，如果给他们三个指令，他们能记住两个，经常只能执行一个。结果，上司和同事认为他们"总是不听"，对他们的评价就会变低。

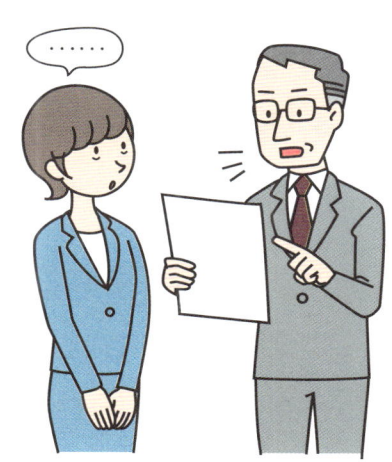

未能提交必要的文件

不擅长整理，这可能与他们无法完成日常性工作有关。用完某个物品，他们就会无意识地把它放在旁边。由于没有把物品放回原位，他们记不清物品所在的位置，等到需要时就找不到了，甚至会出现因找不到必要的文件而无法提交的情况。

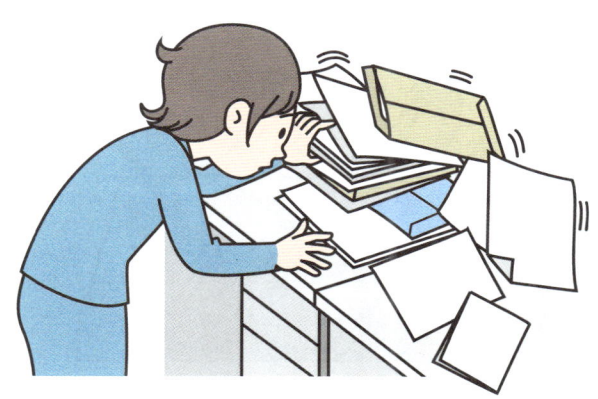

成人 ADHD 的问题点

在家庭、个人生活中容易产生的困扰

正因为是在家庭中，
更容易失控，使问题加深

　　许多人在社会生活中会努力遵守规则，回到家后却会因为"反正是在自己家"而放松下来，无法控制自己的行为。另外，他们认为在个人生活中做什么都是自己的自由，因此，会采取不利于自身健康的行为。

　　他们能想办法维持与家人以外的其他人（如同事）的关系，但在家庭内部发生纠纷时容易伤害自己和家人。

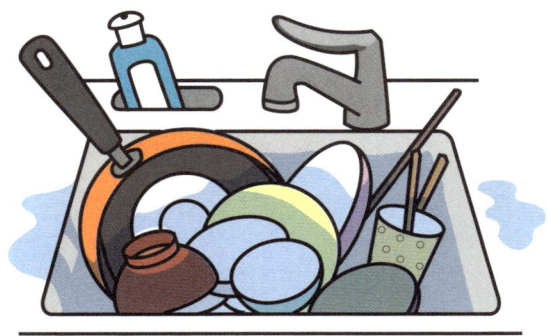

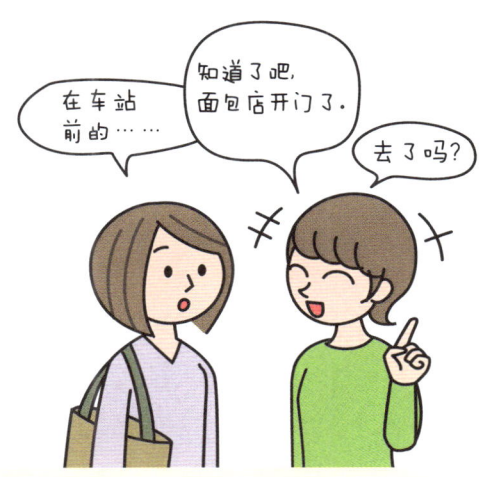

难以好好倾听他人讲话，无法耐心等待对方

他们容易被眼前的事物所吸引，即使在与家人、朋友说话时，也会想着其他事情，或者不能等待对方说完。如果他们只是偶尔这样，周围的人也能理解，但如果他们一直这样，周围的人就会感到痛苦。

无法持续完成每天的家务

做家务是ADHD人士不擅长的日常性工作的代表。以做饭为例，制订菜单、采购食材、烹饪、收拾餐具这一系列流程对他们来说都很困难。在乱七八糟的厨房做饭需要花费大量时间，因此，完成家务的进度有时就会停滞。

不擅长整理，无法处理事务性工作

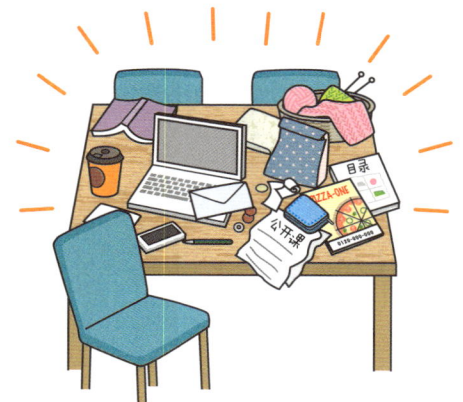

由于他们不擅长将物品放回原位，没有设定物品收纳的固定位置，也不擅长做无趣的重复性工作，因此，房间总是乱七八糟的。

由于缺乏统筹规划能力，因此，他们无法按时提交给政府的资料或给孩子学校的材料。

无法控制不健康的行为

他们会优先考虑眼前的快乐，即使知道饮酒和吸烟对身体不好也无法停止，有时会暴饮暴食。他们会过度专注自己喜欢的事情，沉迷于打游戏和刷手机而忘记时间，甚至不惜牺牲睡眠时间，这也会使其ADHD症状加剧。

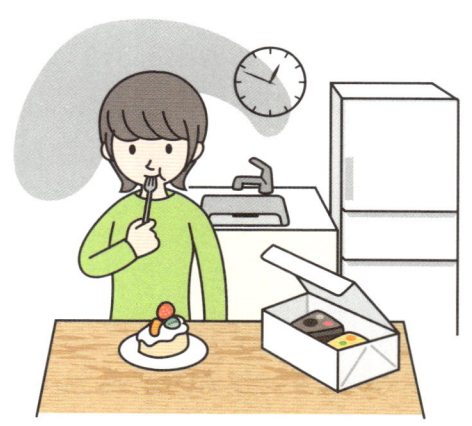

冲动购物，
不擅长金钱管理

在看到喜欢的东西时，他们有时会不加考虑地购买，有时会忘记家里已有的物品而买类似的东西。他们不擅长金钱管理，即使计划了这个月可以用的额度，遇到喜欢的东西也会购买，有时会陷入还贷款的困境。

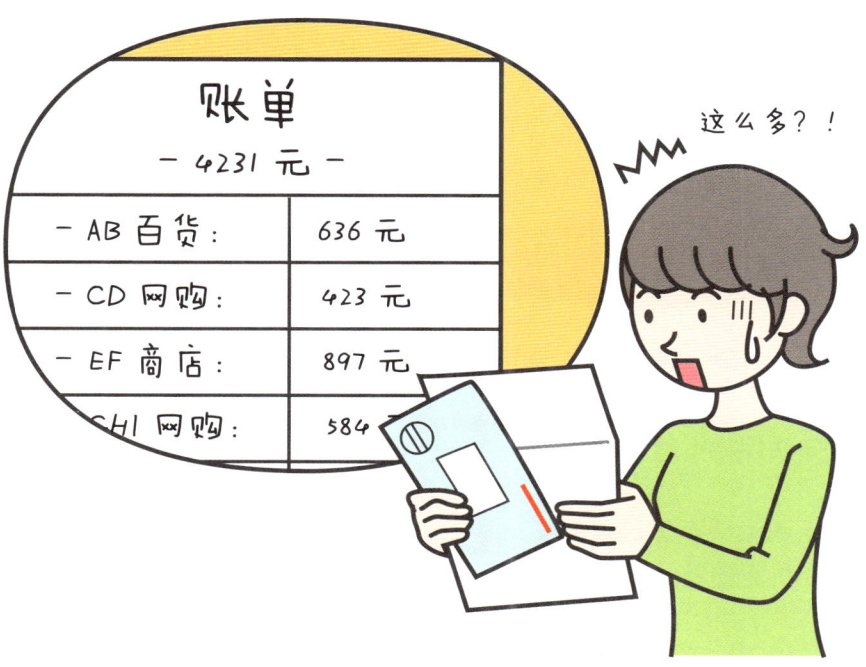

换种说法描述 ADHD 的特征

成人 ADHD 的特征不一定是缺点。同样的特征换个角度看也可以变成优点。

❶ 把"注意缺陷"的症状当成优点考虑

不能细心观察	→	凭直觉灵活应对
无法保持注意力集中	→	转换快，容易适应新场景
无法按计划行事	→	突发奇想，新想法多
忘记每天的活动	→	不受限于日常的固定流程，具有创造性
讨厌需要精神上持续努力的任务	→	探索更好的做法

❷ 把"无法保持安静"的症状当成优点考虑

话太多	→	积极沟通交流
无法保持安静	→	动起来不费力
无法保持不动，像被发动机驱使着一样行动	→	能量满满
在提问结束前回答	→	迅速做出反应
干扰、妨碍他人	→	毫不犹豫地介入

第 2 章

为了 ADHD 女性的幸福

不擅长整理，跟不上进度，连续犯错……
为"身为女性却……"这样的话纠结……
ADHD 女性会遇到哪些困难呢？
让我们思考从"我讨厌我自己"中解放出来的方法。

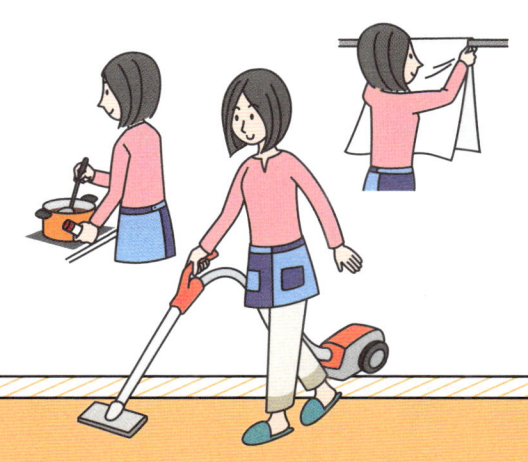

> ADHD 女性的形象

由于社会对女性角色的期待，ADHD 女性会感到生活困难

社会对"女性"的要求本身就让人为难

　　生物学意义上的女性身份与社会角色的"女性化"要求是不同的。原本像做家务等生活技能，无论男女，到了一定年龄都应该做。但是，在"男主外女主内"的社会普遍观念影响下，做家务往往被默认为女性的职责。由于 ADHD 的特征，ADHD 女性的整理、烹饪等家务技能往往不足，因此，她们不仅在家务方面感到困难和痛苦，而且会因被看作"不合格的女性"而感到烦恼。

　　在育儿方面，很多人认为母亲承担着主要责任。对不擅长重复性工作的 ADHD 女性来说，育儿可能会很困难。

一般女性的理想形象

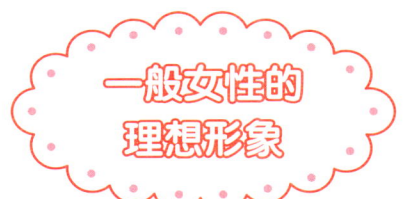

房间整洁

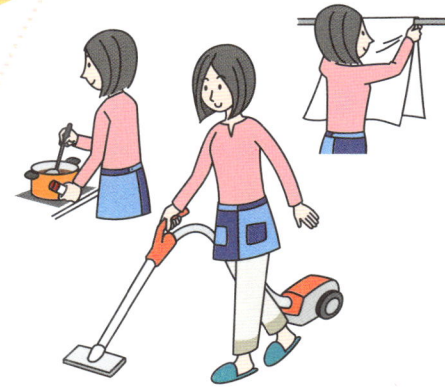

家务安排得井井有条

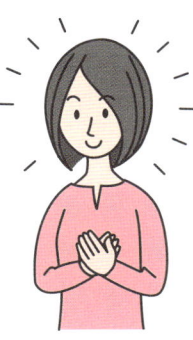

性格沉稳

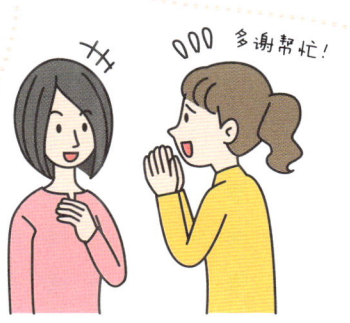

乐于照顾他人

ADHD 女性在人际关系中也会遇到困难

　　社会往往期待女性具备"细致"的特质。这不仅体现在行为举止上，还体现在感情分配和人际关系的协调上。然而，冲动性可能会使 ADHD 女性优先考虑自己想做的事情，或者忙着应付自己的事情而顾不上其他事，因此，很难获得男性的支持。

　　此外，ADHD 女性可能在考虑别人的心情，谦让、关心有困难的人等方面，无法完成社会期待的"女性角色"。

　　坦然接受"这就是我的个性"，只要能发挥所长来弥补就好了，这是很理想的情况，如果 ADHD 女性所处的环境不被认可，就会遭受"身为女性却……"的指责，自我评价也会下降。

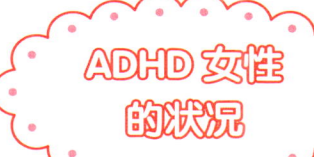

ADHD 女性的状况

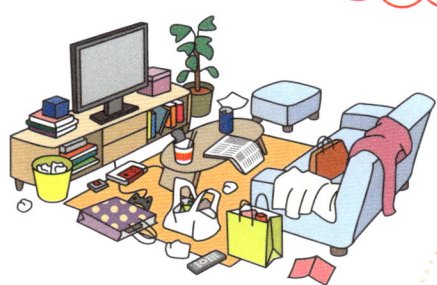

房间凌乱

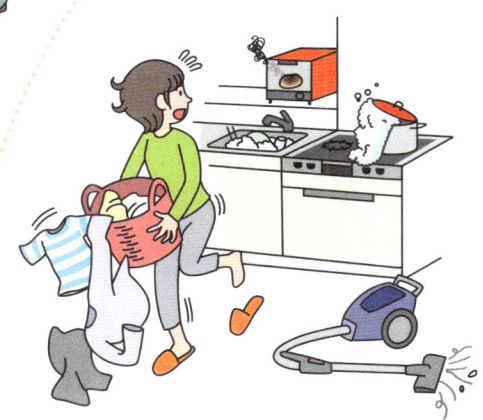

家务安排不佳

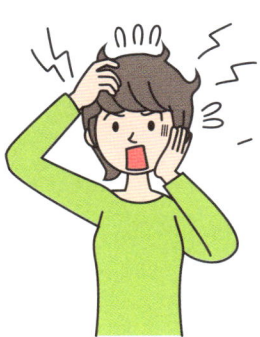

总是匆匆忙忙

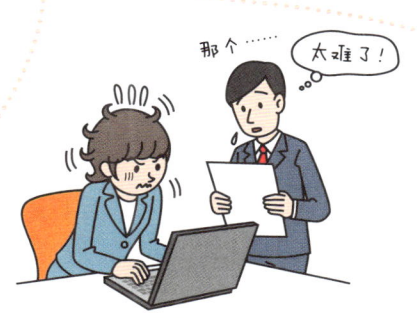

忙于自己的事情

ADHD 女性感到困扰的事情

不擅长做家务

工作记忆容量小，需要做的事情从脑海中溢出

　　ADHD 人士的工作记忆容量较小。工作记忆是短期记忆的"容器"。如果记忆的"容器"的大小和深度足够，人们就可以同时进行几件事情，很少会出现"不小心忘记了"这样的情况。由于记忆的"容器"又小又浅，当要做的事情增加时，ADHD 人士就会感觉非常糟糕。

　　尤其在家务中，人们若需同时处理多项任务，就需要一定的工作记忆容量。比如，早上上班前，一边用洗衣机洗衣服，一边准备早餐，然后收拾东西。同时完成三四件事，这是 ADHD 人士不擅长的事情。

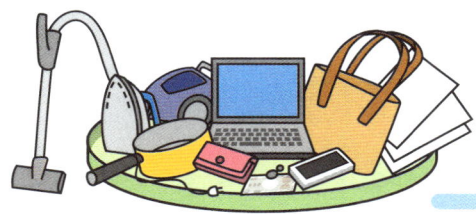

单身时代

只有自己的事情,还能设法解决它。

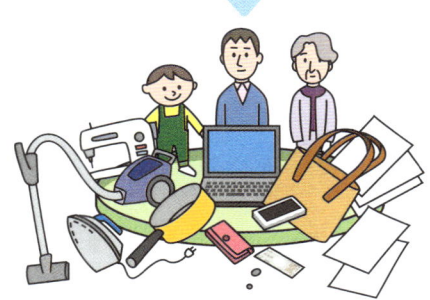

有了家庭后

养育孩子、处理其他家庭成员的事情、与亲戚交往等,需要应对的事情增加了!

随着家务的增加,工作记忆变得更加必要

如果家务要做的只有自己的事情,即使有 ADHD,她们也可能会努力掌握技能并完成家务,但当结婚后拥有了更多家庭成员时,她们的任务就会增多。如果丈夫持传统观念,认为"家务应该由女性来做",那就更不用说了。如果丈夫也有 ADHD,她们还需要替丈夫做事情。孩子出生后,她们要做的事情就更多了,转眼间就超出了"容量",即使是没有 ADHD 的女性,也很难处理这种情况。随着家庭成员的增加,由于 ADHD 的特性,她们的家庭生活可能会变得无法运转。

堆积如山的家务，
让家庭陷入无法运转的状态

"超负荷"意味着家务越来越多，这类似于交通堵塞的状况。没有车的时候道路是畅通的，但如果车的数量增加了，行进速度就会因不够快而发生拥堵，最终几乎无法动弹。做家务也是一样。本来慢慢做应该能够顺利进行，同时形成家庭的节奏，但实际上却完全没有进展，也就是"家庭生活无法运转"的状态。

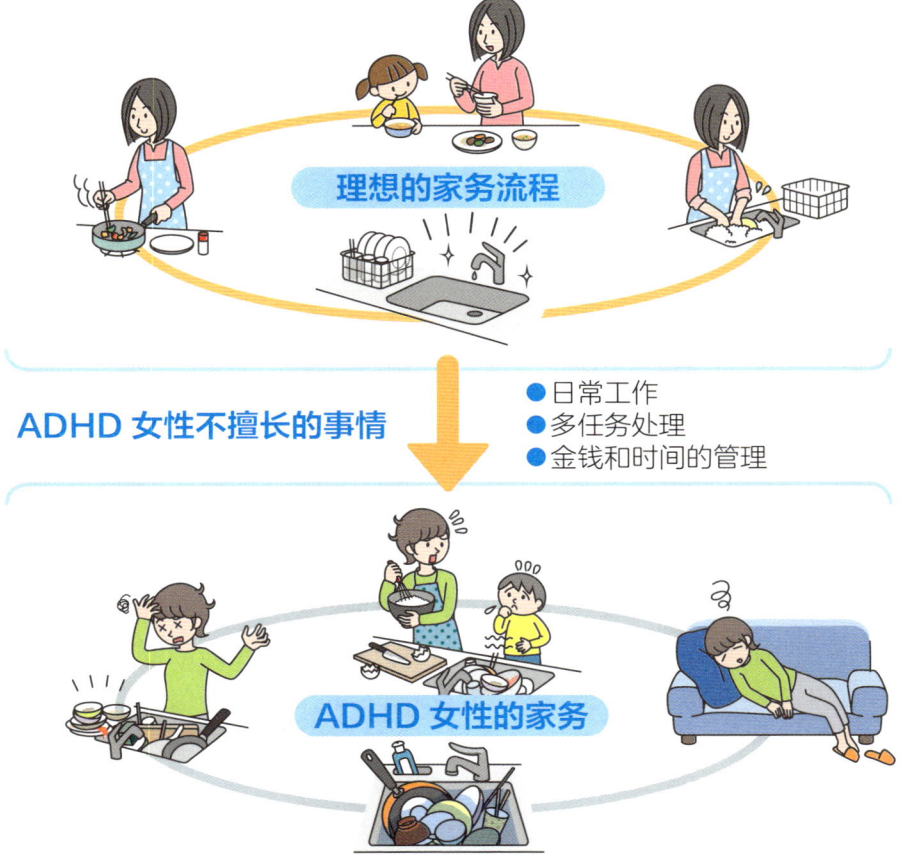

理想的家务流程

ADHD 女性不擅长的事情
- 日常工作
- 多任务处理
- 金钱和时间的管理

ADHD 女性的家务

> ADHD 女性感到困扰的事情

冲动行事会折腾身边的人

在人际关系中,"冲动"往往弊大于利

ADHD 的特征之一——冲动,并不是只有坏处。在紧急情况下,不拘泥于小事,灵活地行动,积极地参与自己感兴趣的事情,这可以说是一个优点。在人际关系中,这可能会让你成为大方的、善于带动气氛的人。

但是,这种带动气氛可能容易"仅限当场",与慢慢建立人际关系的其他人相比,她们可能无法建立稳定的人际关系。

情绪突然变化，周围的人跟不上节奏

她们的情绪容易变化，很难建立稳定的人际关系，这与冲动有很大关系。即使是一点小误会，她们也会冲动地说"我受够了"，不假思索地说出自己的想法。当她们意识到"啊！说得太过分了"的时候，已经为时已晚。

与某个人的关系越近，关系的修复就越难。在恋爱中，若她们先说"分手吧"，而对方也回应"好，分手吧"时，再想复合就很难了。她们的伴侣和她们自己都会受到深深的伤害（如何控制冲动引起的情绪爆发，将在第 132~134 页详细解释）。

由于"注意力不集中"而失去信任，无法维持人际关系

由于不能守约，她们可能会失去其他人的信任。即使她们与对方的关系本身很好，但迟到、弄丢借来的东西、不能按时还钱等情况持续发生的话，对方也会觉得"对你来说，我并不重要"。

她们虽然想要关心对方，但由于 ADHD 的特征，无法顺利维持与重要的人的关系。那么，活用生活小技巧（参考第 45 页），可能会预防这类情况的发生，这并不仅限于有 ADHD 的女性，因此，值得尝试。

在恋爱和娱乐中迅速升温

但因小事而争吵

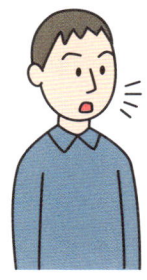

ADHD 女性……
- 直言不讳,自己切断关系,结果后悔了。

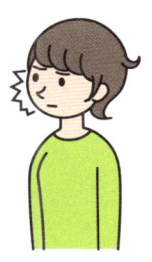

非 ADHD 女性……
- 通过道歉、沟通消除误会,慢慢建立人际关系。

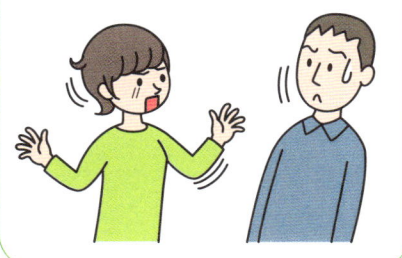

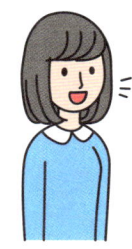

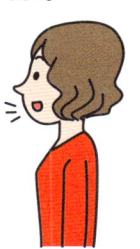

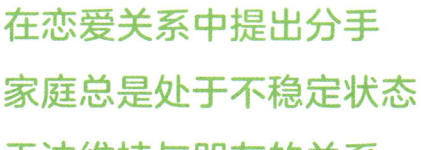

在恋爱关系中提出分手
家庭总是处于不稳定状态
无法维持与朋友的关系

除了感情方面,也有因不能遵守约定、在借贷方面不严谨等,使关系不能顺利维持的情况发生。

ADHD 女性感到困扰的事情

能认识到"只要努力就可以做到",但难以持久

能反省,但难以持久

到目前为止,我们谈及的 ADHD 女性面临的困难,乍一看似乎都可通过努力克服。然而,经历失败痛苦之后她们虽然会留意,但这种注意力难以持久,这就是 ADHD 女性烦恼的根源。

注意力难以持久的理由是,每天注意固定的事情不仅单调乏味,而且是在做难以积累成就感的重复性工作。即使她们想着多注意,也常常会忘记。例如,无论买了多么棒的收纳家具,如果不能坚持每天"放回原位",房间还是会变得一团糟。

虽然设定了目标，但她们往往无法通过踏实的积累来实现。当知道一个新的解决方案时，她们会立刻运用它，但很快就会厌倦。这与一边说着"爬富士山吧"，一边不行动是一样的。为了登上富士山，踏实的训练是必要的。如果不一步一步地攀登，就无法登上富士山。

虽然设定了"总有一天要做到"的高目标，但她们往往迟迟不迈出第一步，即使开始行动了，她们也难以踏实地积累，很多时候都以无法达成目标告终。

她们需要与许多没有ADHD的人共同制订计划，她们需要一起努力训练的伙伴。对于保持ADHD人士的动力而言，周围的人的支持非常有用。

富士山现象

一边说着"我想登上富士山"，一边只是眺望着富士山。

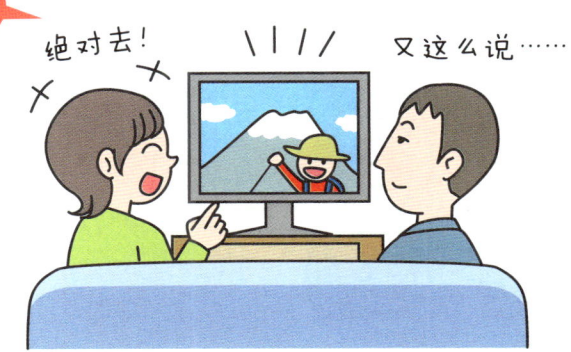

如何控制"注意力不集中"和"冲动"?

很多人在失败后会反省,并且会为了避免再次失败而制订对策,如做笔记并经常检查。

ADHD人士即使做了"每天必须做的事情(To Do)"的清单,也可能会忘记查看,她们很难做到日常的重复。怎样才能每天顺利地进行应该做的事情呢?

被可怕的上司监视,虽然表述得比较过分,但这种情况下她们可能会做到。总是被监视着,如果不执行应该做的事情就会被责骂,这种情况下虽然她们可能会做到,但是,实际上是不现实的,因此,我们必须设定能代替"可怕的上司"的事物。

无法做到/很难做到"只把注意力集中在这里"。

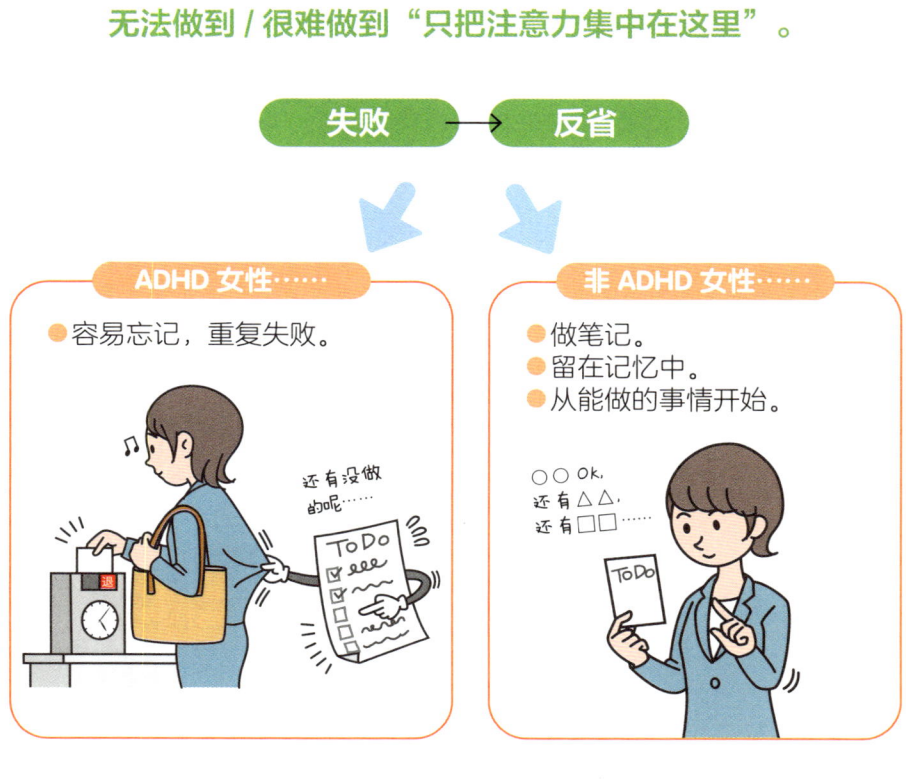

> 为了变得幸福

通过学习技能，提高周围的人对自己的评价！

不要认为"做不到"是理所当然的

近年来，随着 ADHD 逐渐被大众所知，越来越多的人能够理解 ADHD 的特征。对于特征较轻的 ADHD 人士而言，通过训练，她们可以逐渐完成每天的例行程序，但是，不能直接说"因为我有 ADHD，所以没办法"，否则周围的人也可能会放弃。抱有自己努力的心态很重要。

"上次也说了吧"，这类重复提醒的话，不仅听的人难受，说的人也难受。此时，听的人更需要反省自己的行为，认真思考今后该怎么做。

努力掌握生活技能很重要

如今，世界上有很多关于 ADHD 人士的生活技能的信息。即使成年以后，这些技巧依然可以通过学习获得。

ADHD 人士如果掌握了适合自己的技巧，应该能够保持与重要的人之间良好的关系。

相反，如果 ADHD 人士不努力提升自己，不管情感基础多么深厚，双方也可能渐行渐远。的确，做家务和育儿，"谁都不能一开始就做得很好"。但是，抱有"想要做得更好，想变得能够做到"的心态非常重要。

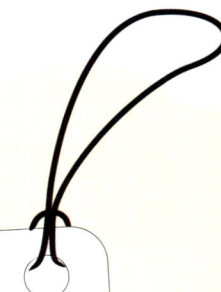

为了守约,开启双重或三重提醒机制

由于工作记忆容量小,即使她们了解生活技能,也可能无法很好地使用外部记忆。即使做了笔记,她们也会弄丢笔记,或者忘记看,这是典型的例子。在这种情况下,她们不仅需要一个工具,还需要使用智能手机的闹钟功能,或者请别人督促。她们需要开启双重或三重提醒机制。

ADHD人士可能会因耗尽了亲密之人的耐心而使双方无法融洽相处。为了避免这种情况发生,现在正是开始学习技能的好时机。

重视与重要的人的关系

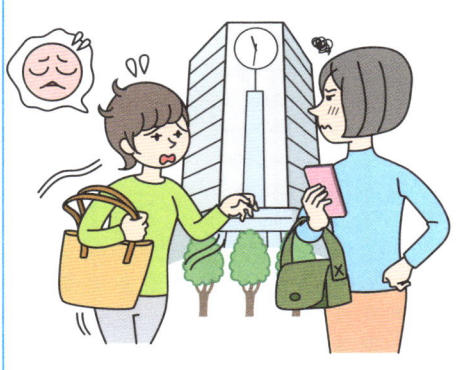

不努力的话,可能会因"又迟到了"而让对方而逐渐降低对你的评价。

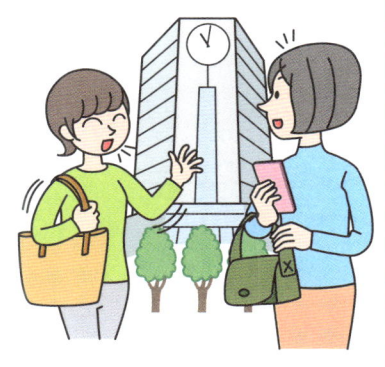

通过努力避免失败,可以传达给对方你的诚意。

活用生活小技巧

避免失败的技能也被称为"生活小技巧"。生活小技巧是帮助个体提高生活质量、顺利度过人生的技巧。生活小技巧不是抽象地表达"要做得好"或"要做对",而是具体地表述"什么时候做什么,怎么做"。请从能做到的事情开始尝试吧。

关于工作、家务、人际关系的具体技巧,请参考第3章和第4章。

> 为了变得幸福

只要注意到周围的人有困扰，就能变得幸福！

不仅要注意到自己的困扰，还要首先注意到周围的人的困扰

现在阅读这本书的你，可能怀疑自己有 ADHD。意识到这一点，你可能会感到轻松一些。此外，你也可能会松一口气：不是你懒惰，也不是别人的错。

但是，仅仅意识到问题是不够的，情况不会因此而改变。当你失败或者无法按时完成任务时，请试着考虑一下周围的人的感受。例如，当你找不到文件时，你可能会感到困扰，与此同时，你周围的人也可能会想："还要让我等多久，真麻烦！"也就是说，你的行为也给周围的人带来了麻烦。

当你失败或者无法按时完成任务时，首先考虑一下周围的人的感受吧。

让周围的人感到困扰最终会伤害自己

让周围的人感到困扰，最终受到伤害的是你自己。

在工作场所，你可能无法得到责任重大的工作，无法获得加薪。你可能无法发挥你原本的能力，可能会得到较低的评价。在恋爱和婚姻关系中，你可能无法保持与一个人的关系，可能会伤害别人，也可能会伤害自己。朋友关系也是如此。

你周围可能有一些非常温柔、善良的朋友，但你与他们的距离可能会逐渐拉开。这是一件很遗憾的事情。

希望 ADHD 人士能够为了过上不受伤害且幸福的生活而努力

仅仅让别人理解你有 ADHD，并不能解决你自己和周围的人的困境。要获得即使失败也能被原谅的评价，你需要展示你所付出的努力。此外，不仅要努力，还要尽可能多地解决问题。

请记住，通过双重或三重提醒机制确认你应该做的事情，既能改善你与周围的人的关系，也能将自己从不顺利的事情中解脱出来。这样做应该会拯救明天的你。

首先，要注意到周围的人的困扰！

他人视角

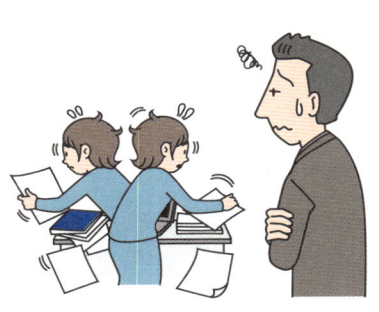

如果你没有按时提交文件，后续工作就会延迟。其他同事可能会想，"还要等多久，真麻烦！"也就是说，你的行为给周围的人带来了麻烦。

本人视角

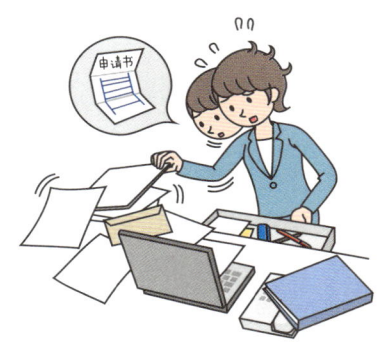

找不到已创建的文件会让你感到困扰。你如果平时能整理得很好，就不会如此。不过，若未能按时提交，则仍会给你带来困扰！

通过努力，提高评价

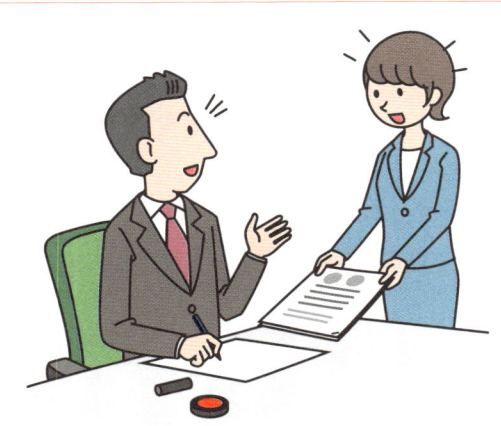

通过努力养成良好的文件整理习惯，你将能够比以前更快地提交文件，周围的人也会对你做出新的评价。

为了变得幸福

自我支持的同时，寻找提升技能的"教练"

目标不是 100%，而是比现在更好一点

如果你的生活中充满了困难，那就努力解决其中一个问题吧。不要期望一切都会立即改变，目标不是要实现 100% 的完美。请将"比现在更轻松的生活"作为目标。

你现在可能处于"事故频发/交通堵塞"的状态。想象一下，你正处于这条堵塞的道路上。不要一直停着，至少要慢慢走着，这样才能前进。即使生产力低下，也要动起来。现在，如果你的自我评价是 30 分，就以 50 分为目标，继续努力吧！

不要因为"做不到"而过度自责

反省很重要,意识到自己给周围的人带来麻烦是必要的,但同样重要的是,不要因此过度自责。此外,你可能会被丈夫、父母或其他亲戚说是一个没用的人。

有些人可能从小就没有学会避免失败的技能,哪怕只是被责骂,都可能认为自己没用了。有些人可能一直被别人说"你真没用",因此,一旦别人说了什么,她们就会以"算了,反正我也做不到"为由轻言放弃。但愿你能迎难而上,砥砺前行。

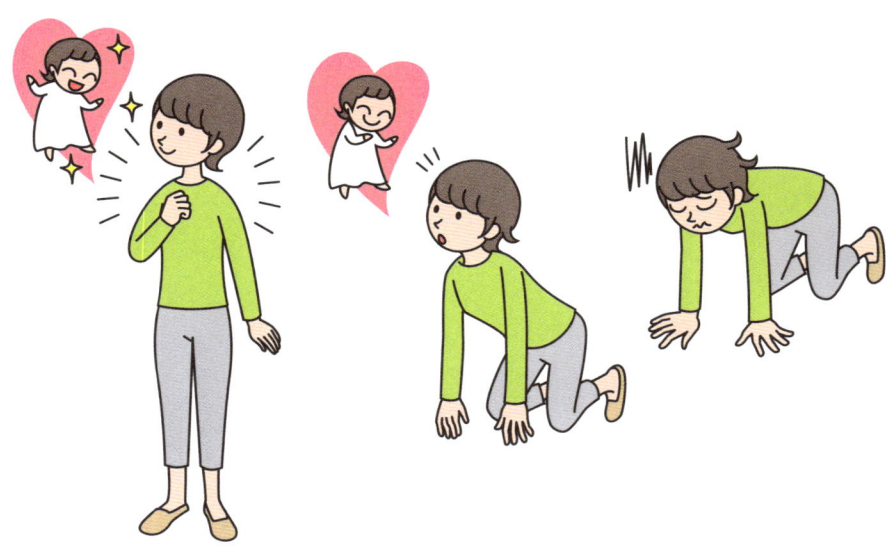

客观地看待自己,支持自己

不要放弃,首先,重视那些能让你感到"我做到了"的小事。即使再次失败,也请想象你心中有另一个自己,并鼓励自己。或者,想象某个地方有神仙在守护你。

"小小的自己"法不仅在沮丧时有用,在生气或烦躁时也可以提醒自己"等等",这也是一个能够让你客观看待自己行为的机制。通过生活技能从外部解决问题,并通过"小小的自己"从内部客观地看待自己的行为。如果你有一个既理解 ADHD 人士的困难又能提供建议的伴侣或朋友,那就太好了。如果有这样的人在你身边,请珍惜他们,并与他们好好相处。

"小小的自己"法

想象心中有一个小小的自己,她会常常鼓励你。

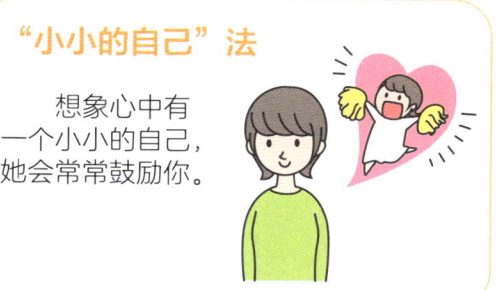

为了喜欢自己

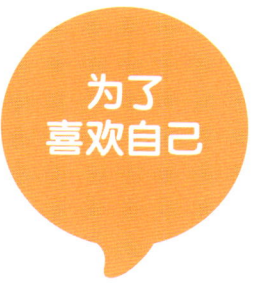

"神仙保佑"法

想象神仙在某个地方守护你。

"朋友鼓气"法

向你的朋友真诚求助,让他们鼓励你或给你建议。

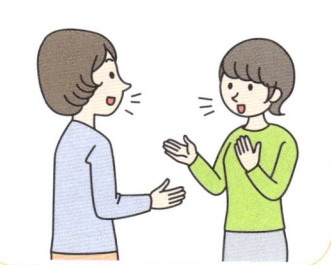

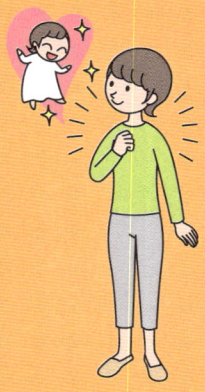

第 3 章

物品整理和时间管理的生活技能

　　本章介绍了解决"无法整理"和"赶不上"这两个问题的生活技能和技巧。

　　掌握这些技能后，ADHD 人士便有了多种应对生活中各种挑战的方法。

　　让我们从能做到的事情开始，体验"我也能做到"的感觉吧！

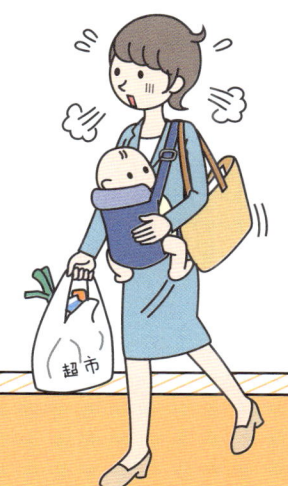

> 物品整理

了解物品和时间的使用规则

　　物品整理与时间管理实际上是非常相似的。将物品放在应该放置的地方是物品整理,按时做应该做的事情是时间管理。两者都有"盒子",它们应该被整齐地放在各自的"盒子"中。

　　两者都有规则,如果人们遵循规则,就应该能够整齐地放置它们。

　　ADHD成人之所以不擅长这一点,是因为冲动的特征使她们容易被眼前的事情吸引而导致分心,注意力不集中的特征使她们更容易忘记某些事。

　　整理物品与管理时间也有关联。物品整理好了,找东西所花费的时间就少了,那么无法按时完成预定计划的次数也少了。

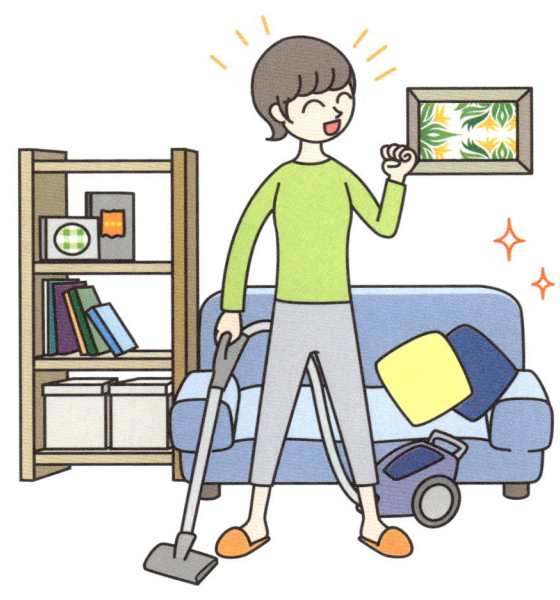

整理规则 1

不要推迟,立即行动!

无论是整理物品还是处理工作,你可能都需要耗费很长时间才能开始。不妨思考一下:是现在做,还是之后做,哪种情况会让你感觉更好呢?想象一下完成后心情舒畅的状态,哪怕这是一项单调且耗时的工作,你也要先行动起来。开始得早,不是为了快,而是为了早完成。这样你就不需要着急,可以更平静地完成工作,失误也会减少。

整理规则 2

大声说出"我想整理",打开"干劲开关"

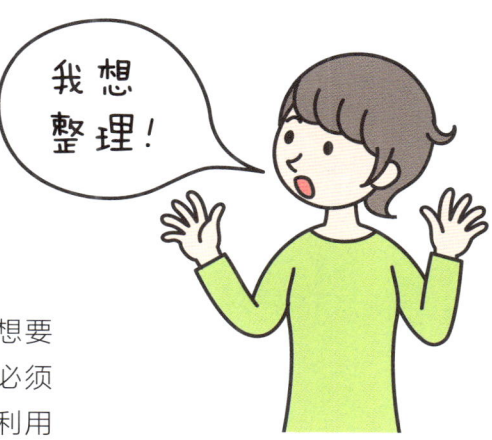

为了能够立即行动,请打开想要整理的"干劲开关"吧。一想到必须整理,你就更没有动力做,不如利用ADHD的特征,优先做你喜欢的事情。试着对自己说:"我想变干净!我想整理!"完成后,再加一句:"我做到了!我很高兴!"

整理规则 3

集中精神 15 分钟就可以了

整理时，你通常可以设定一个时间段，即使是短时间的集中，也会取得很大的进展。你可以用计时器先设置 15 分钟，当你感觉精力要分散时，要有意识地将注意力转回到你的目标上。另外，为了避免疲劳和过度工作，即使不累，你也要在计时器响起时休息。设定时间段并努力工作，是为了长时间工作而不感到疲劳，这是很重要的。

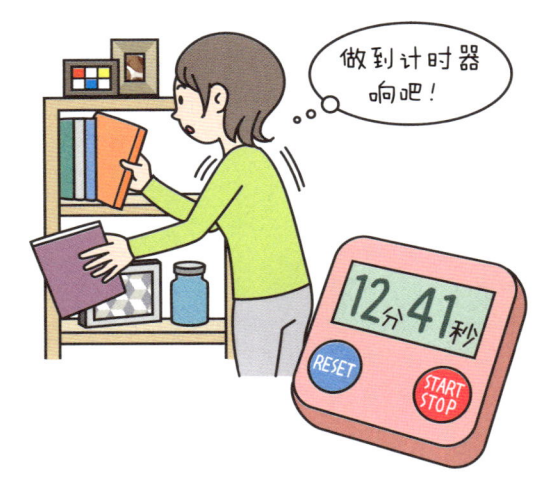

整理规则 4

从最显眼的东西开始！

你如果没有多少时间用于整理，就会因焦虑而无从下手，最终导致无法开始。为了避免这种停滞不前的情况发生，你可以从最显眼的东西开始整理。任何人只要亲眼看到完成的结果，就能获得成就感。第一步，从清理桌子上或沙发上堆积的物品开始吧！

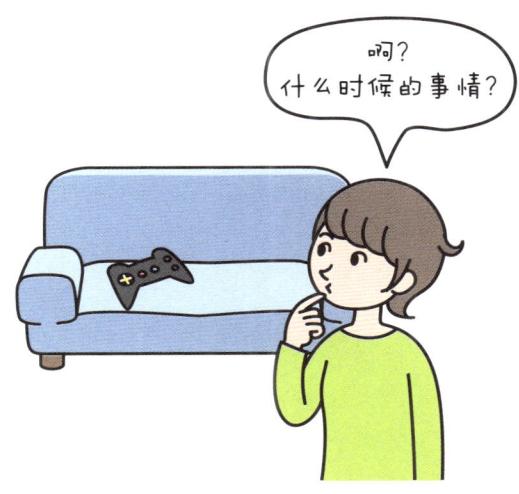

整理规则 5

即使做得不好，也不要否定自己

即使你已经尝试整理了，有时也会中途感到厌烦，无法一次性达到你预期的状态。在这种情况下，请不要过于沮丧，说"我做不到"这样的话。看看你已经整理好的地方，首先表扬自己"做得很好"，剩下的可以明天再做。你只要想着"75 分的生活就可以了"。

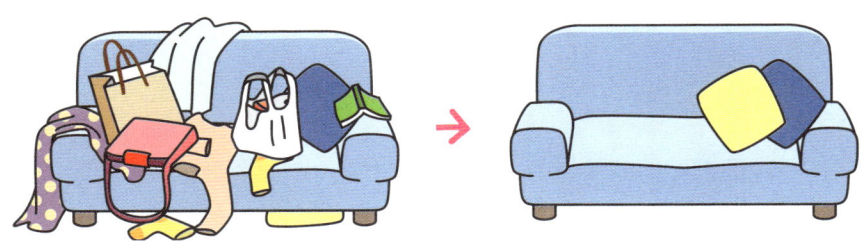

> 物品整理

物品整理分为三个步骤：减少、决定和维持

步骤 1

减少物品的数量

房间不整洁的原因可能是物品没有被放回原位，也可能是物品太多了。如果房间里的物品数量适中，你一眼就能看到哪里有什么。首先，请减少物品的数量。

不过，如果你将"需要/不需要""用/不用"都作为减少物品的标准，就会使丢弃变得很困难。请试着改变判断标准，只关注"用或不用"。不要觉得可惜，不要有罪恶感。继续拥有你不需要的东西会浪费空间。"总有一天会用到"的时刻不会到来。即使是昂贵的东西，只要现在对你没有用，就是没有价值的。

步骤 2

决定物品的固定位置

接下来，请决定每天使用的物品的放置位置。

如果你不知道该如何决定固定位置,请参考以下原则:

- 放在你经常使用的地方附近。例如,把钥匙挂在门钩上。
- 放在当你想要使用的时候,一个动作就能到达的地方。例如,不把东西放在抽屉里,而是放在架子上。
- 如果这个物品是你在很多地方都会使用的,就在每个房间设定放置的位置。例如,在每个房间设定放手机的地方。

固定位置定好后,要确保该位置不会被其他物品占据。当你用完这个物品的时候,即使只是一瞬间,也要意识到要把这个物品放回固定位置。

步骤3

维持

一旦决定了某个物品的放置位置,请保持它。即使你做不到每天整理,但只要整理75%,你也可以表扬自己并设定一个奖励。此外,重要的是,不要增加物品。"我想要!"即使这么想也不要马上买,不要被特卖和促销所吸引,尽量不要使用信用卡,不要在网上随意购物。

如果你没忍住买了东西,请检查房间里是否有不需要的东西。买了一个新的就扔掉一个旧的,按这个规则执行的话,可以维持整洁的状态。

另外,请专业人士清理也是值得的。你也许会感受到"变干净后心情很好",也许会觉得"既然花了钱,就必须保持住。"

减少物品数量时的思考方式

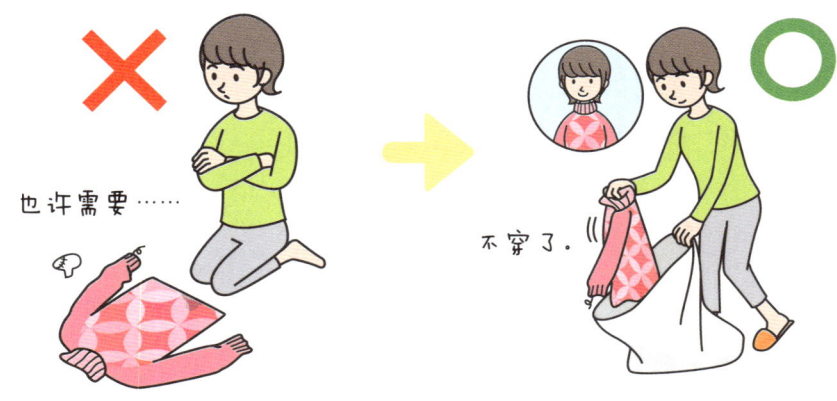

根据"需要/不需要"判断

根据"用/不用"判断

为了维持整理后的状态

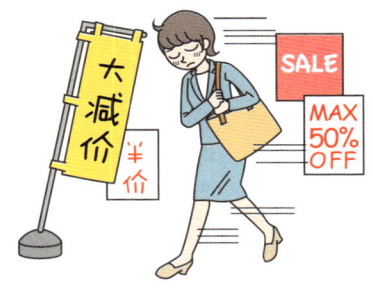

不要因促销或优惠而增加物品

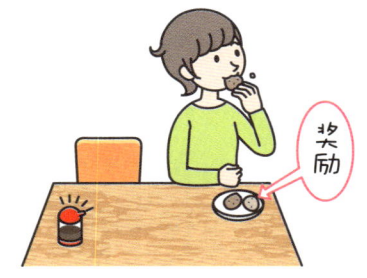

完成 75% 就奖励自己

如何确定固定位置

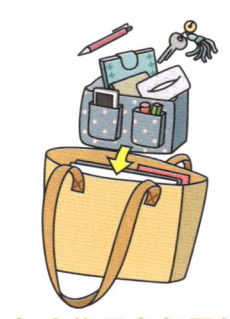

指定每个物品在包里的位置

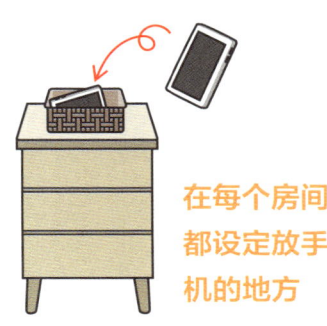

在每个房间都设定放手机的地方

时间管理

制订例行程序是每日顺畅的关键

脑子里只有"当下"的任务（无论好坏），因此，事情和时间会发生"拥堵"

对于 ADHD 人士来说，一旦她们完成"回家开门"这个动作，钥匙就成了"过去"的东西。紧接着，为了进行"脱外套"这个"当下"的任务，已经属于"过去"的钥匙就会被无意识地随手放在某个地方。同样，为了进行"洗手"这个"当下"的任务，外套也就成了"过去"的东西，被随手搁置一旁。

在不得不完成的日程安排上也是如此，她们如果不当场制作任务清单，就会遗漏计划做的事。比如，在同一个地方有两件事情要做，但她们只记得一件，于是，不得不再去一趟，这样效率会降低，而且处理那些被遗漏的事情也会花费额外的时间。

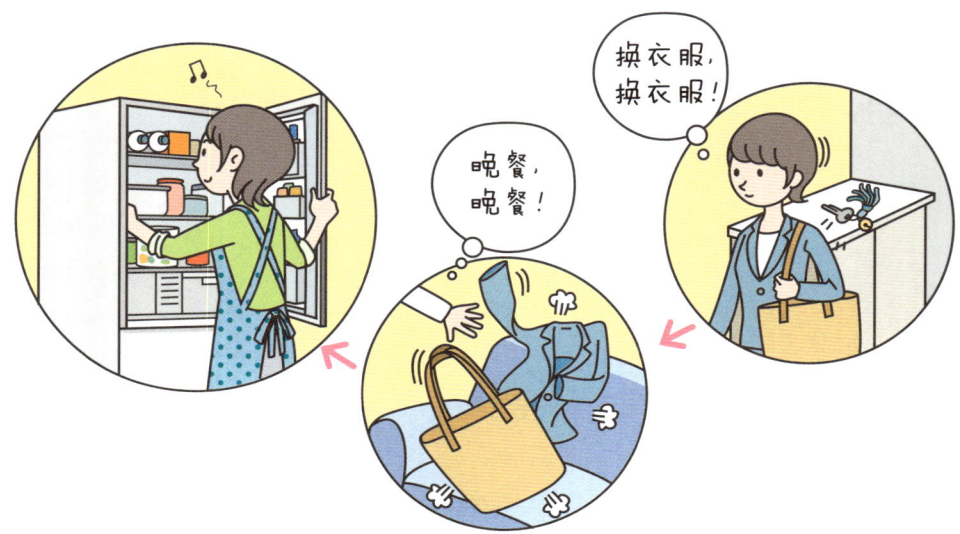

为了结构化地安排时间和事情，制订例行程序和创建清单

为了缓解因工作记忆容量小而发生事情和时间的"拥堵"，建议制订例行程序和创建清单。

所谓例行程序，就是不用想也能通过一系列的动作完成的事情。比如，将从早上起床到上班的行动，作为一系列的流程安排好，以后就能像坐在传送带上一样按部就班地进行。

清单在工作中特别有用。您可以请周围的人帮你检查清单上列出的事项。如果上司或同事指出了你的错误，记下来并整理在笔记本上，这些都可以作为清单来使用。

为了防止遗漏，需要有补充记忆的机制

仅仅在清单上写下每天应该做的事情是不够的，每天查看并执行才有意义。

无论是纸质便签还是智能手机或平板电脑上的应用程序，都可以作为清单使用，但清单应该放在一眼就能看到的地方，比如，贴在墙上或笔记本显眼的地方。

设置计时器或闹钟也是不错的选择。请家人或同事提醒，也可以建立这样的机制。

总之，首先把要做的事情写下来，然后通过双重提醒机制来确保执行。关于笔记本的写法和详细的检查方法，可以参考第96页的说明。

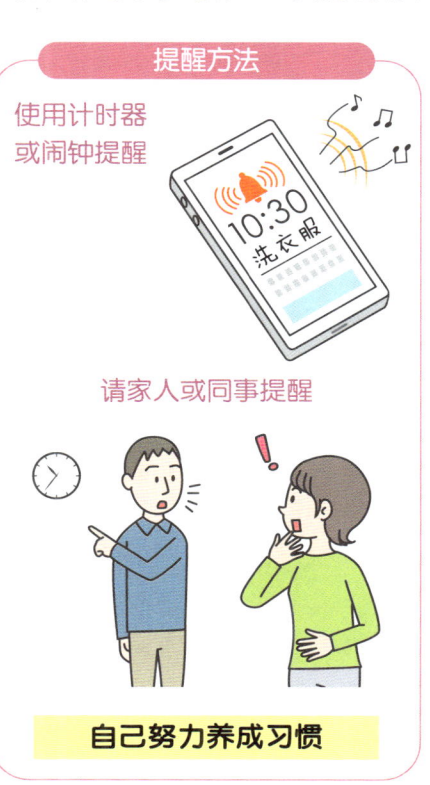

例·如何制订早晨的例行程序

自己思考并列出需要做的事情
- 做早餐
- 进行个人准备
- 检查孩子的携带物品
- 启动洗衣机
- 晾晒衣物
- 早餐后清理餐桌
- ……

按时间顺序记录下来

6:30 起床
7:00 准备早餐，启动洗衣机
7:15 吃早餐，检查孩子的携带物品
7:45 晾晒衣物，清理餐桌
8:00 换衣服，进行个人准备
8:10 检查携带物品和日程

贴在显眼的地方

提醒方法

使用计时器或闹钟提醒

请家人或同事提醒

自己努力养成习惯

时间管理

创造让日常生活变轻松的时间框架

决定日常生活的时间框架

如果每天随心所欲地做事,生活的节奏就会被打乱。起床时间、睡觉时间和用餐时间会变得越来越随意。不仅每天都有事情赶不上,房间整理不好,健康也会受到影响。

你可以制订每天的例行程序,逐步改善生活。在 ADHD 的治疗方法中,咨询是其中一种方法(参考第 161 页),而咨询的重点之一是建议制订日常的时间表,创建"生活框架"。

考虑应该优先做的事情

时间管理的方法,就像前一页提到的,是列出应该做的事情,然后将这些事情细分并纳入日程安排中。

在细分这些事情时,需要注意的是,将"确保睡眠时间"作为最优先事项。

先决定睡觉的时间和早上起床的时间，然后决定用餐的时间。对于工作的人来说，准时上班也是一个高优先级事项。

正如第 120 页提到的，对于正在抚养孩子的人来说，确保与孩子共度的时间也能缓解 ADHD 症状。因此，哪怕稍微减少做家务的时间，也请确保与孩子共度的时间。

每天要做的事情的完成度不高也没关系

每天都安排打扫和整理的时间是件好事，但不需要每天都把每个角落都打扫干净，或者过于神经质地保持整洁。完成 75% 就可以了。用计时器分配家务时间，也是为了设定一个"当天能做到那里就好"的界限。

此外，家务也有优先顺序。例如，稍微忽略打扫，并不会危及生命，但如果忽视饮食，就可能会损害健康。烹饪时，请至少将清洗餐具作为一套流程来考虑，并纳入例行程序。

生活框架

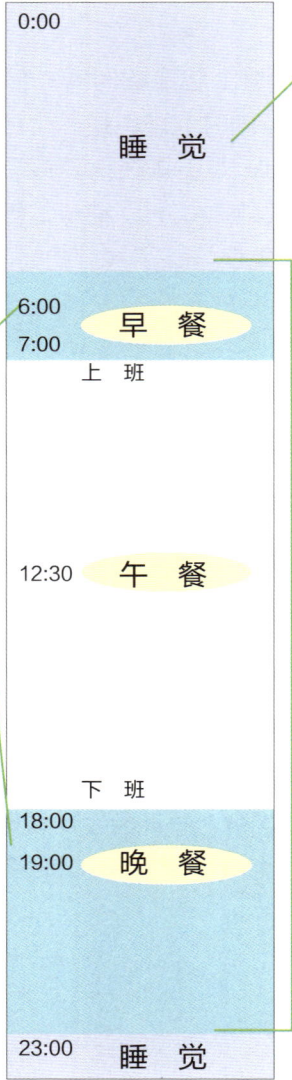

● 确保睡眠时间！

睡眠时长最好能保证7个小时。晚上睡得好,白天就不会迷迷糊糊的,注意力也会提高。

● 确认白天可用的作息框架

正如下文所述,根据家庭成员构成和工作情况的不同,白天可用的时间会有所不同。如果以三餐划分时段,细分上午、下午和晚上的时长,你就会意识到一天其实很短。尽量固定用餐时间,以建立生活规律。

● 决定早晚的例行程序

对于工作的人来说,早上和晚上的例行程序尤其重要。即使不在外面工作,早晚的例行程序也是必要的。早上要考虑如何高效地完成准备工作,晚上则要考虑如何不被家务追着跑,以免推迟就寝时间。

上班族要注意周末的家务!

因为工作日几乎没时间做家务,所以很多人会想着在周末集中处理,但这样很容易让休息日变得过于繁忙,毕竟即使是周末,每个人也可能会有其他计划。建议酌情增加周末单日家务时长,但较工作日不得超过2个小时。如果想要一次性准备一周的饭菜并冷冻起来,预计需要3~4个小时;要是还想晒被子、洗被套,就几乎会用掉白天大部分的时间了。因此,每天至少做一些家务,保持家务运转是非常重要的。

> 时间管理

不同类型的生活框架

> 这里介绍的是为不同类型的 ADHD 女性制订例行程序的示例。你可以直接使用这些例子，也可以根据自己的生活调整时间段，或者决定优先顺序。请尝试做一个"每天这样生活"的框架吧！

● 全职家庭主妇且没有孩子的情况

全职家庭主妇似乎有很多空闲时间，但很多人无法很好地建立时间框架。以三餐时间为轴，决定像购物或去银行等活动的时间安排吧。按周一处理玄关周围，周二处理水槽等，决定好每天要集中做的家务吧。适度休息很重要。疲劳会导致判断力下降，粗心大意。确保每项工作都能小规模且完整地完成也很重要。

7:00　起床、洗漱、护肤等，开启洗衣机

7:30～ 简单打扫房间，准备早餐

8:00～ 吃早餐，打扫卫生

8:30～ 晾衣服

8:50～ 确认今天要做的事情

9:00～ 做每周的这天决定要做的家务

10:00～ 休息

10:30～ 购物

12:00～ 回家，准备午餐，吃午餐

13:00～ 收拾完休息

14:00～ 做喜欢的事的时间，设置闹钟

16:30～ 拿晾干的衣服并叠好

18:00～ 准备晚餐

19:00～ 吃晚餐，收拾行李

20:00～ 打扫房间

20:30～ 自由时间

23:00～ 洗澡、护肤、做就寝准备等

23:30～ 睡觉

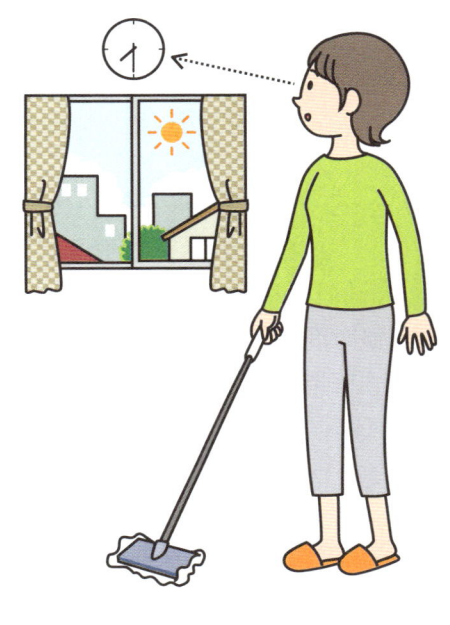

例·一周中每天集中要做的家务

星期一	彻底清理玄关和鞋柜
星期二	洗床单等大件物品，打扫卧室
星期三	准备熟食
星期四	彻底清洁浴室（除浴缸）和厕所
星期五	清洁窗户、阳台和花园
星期六	为晚餐多做一二道菜或准备一些熟食
星期日	休息

6:45　起床、洗漱等

7:00~　开启洗衣机，简单打扫房间

7:15~　准备早餐

7:30~　吃早餐，收拾餐具

7:50~　浏览新闻和朋友圈

8:00~　晾衣服

8:10~　换衣服，化妆，确认随身物品和日程

8:30~　上班

18:30~　回家，换衣服，把衣服放入洗衣机

18:40~　准备晚餐

19:00~　吃晚餐，看电视（放松时间）

19:45~　收拾餐具，叠衣服

20:20~　自由时间

22:30~　洗澡、护肤、做就寝准备等

23:00~　睡觉

●没有孩子的双职工夫妇、职场单身女性的情况

　　这种情况的自由度比较高，你只做自己的事情就可以了，但是因为上班，从早上起床到出门这段时间会比较紧张。相反，晚上的时间比较自由。为了不让自己沉迷于自己喜欢的事情，你有必要设定一个时间框架。就像设定早上的闹钟一样，设定晚上做就寝准备的闹钟吧。

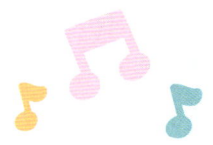

●休产假期间的情况

虽然没有上班,但忙于照顾孩子,你可能很难制订时间框架。虽然刚生完孩子的时候没办法制订,但等孩子的睡眠规律形成,你在晚上能好好睡觉之后,就可以为自己制订一个从早上起床到睡觉的框架了。不过,不要太过逞强,觉得"一定要在规定的时间内完成家务",在力所能及的范围内做到就可以了。因为你要优先保证与孩子共度的时间,所以其他事物的安排可以更灵活。

6:00　起床、喂奶、换尿布等

6:30~ 开启洗衣机,简单打扫房间

7:00~ 准备早餐

7:30~ 吃早餐、打扫卫生、换尿布等

8:00~ 晾衣服

8:15~ 护肤等

8:30~ 哺乳

8:50~ 准备早餐

9:30~ 准备好带孩子去散步,
　　　边散步,边买食材

11:30~ 回家,喂奶,准备午餐

12:10~ 吃午饭、收拾餐具、换尿布等

13:00~ 哄孩子睡觉,
　　　一起午睡或享受空闲时间

15:00~ 哺乳、换尿布等

15:30~ 收衣服并叠好

16:00~ 抱着孩子(孩子容易睡着)

17:30~ 和孩子一起洗澡、护肤等

18:30~ 准备食材,做晚餐

19:00~ 吃晚餐、收拾餐具、哺乳等

20:00~ 打扫房间

20:30~ 哄孩子睡觉

21:00~ 享受空闲时间,做就寝准备

22:00~ 早睡觉,以备孩子夜间醒来
　　　(有时半夜起床喂奶等)

6:00 起床、喂奶、换尿布等

6:30~ 简单打扫房间，叠衣服

6:50~ 准备早餐

7:00 **吃早餐，收拾餐具，**
　　　有时哄孩子

7:30~ 给孩子换衣服、换尿布等

7:50~ 换衣服，化妆，确认随身物品和日程

8:10~ 送孩子去托儿所，直接去上班

17:30~ 去托儿所接孩子，直接买食材

18:10~ 回家，喂奶，准备晚餐，
　　　开启洗衣机

19:00~ 一边给孩子喂辅食，
　　　一边吃晚饭

19:50~ 一边收拾、晾衣服，一边哄孩子

20:20~ 和孩子一起洗澡、护肤等

21:00~ 哄孩子睡觉

21:30~ 做第二天上班的准备，
　　　比如要穿的衣服等

22:00~ 享受空闲时间，做就寝准备

23:00~ 睡觉

● 刚刚重返工作岗位的情况

　　把孩子送到托儿所或交给其他人带，女性重返工作岗位的初期，是最辛苦的时期吧。即使你已经制订了一天的时间安排，计划也可能会因孩子的意愿而被打乱。平日里，暂时只做最低限度的家务吧，比如饭菜的准备、厨房的收拾、水槽周围的简单打扫。这是妻子最希望丈夫协助的时期，双方好好商量家务的分配吧。

为了顺利复工

请从产假临近结束的时候开始,逐渐调整生活模式,好好适应新的生活节奏吧。你要把之前"随时睡、随时醒"的模式调整为"晚上睡觉、白天活动"的模式。首先,从明确起床时间开始。

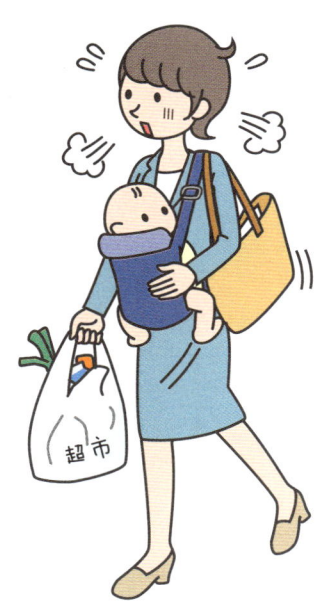

兼职或工时缩短工作时的注意事项

如果你能在傍晚早些时候下班,请注意不要卡着点去托儿所接孩子或赶幼儿园的校车。虽然工作可能有固定的下班时间,但如果你还想着"回家做会儿家务"而没有预留充足的时间,可能就会赶不上,让孩子感到沮丧。你可以通过倒推来设置时间提醒,并使用闹钟来管理时间。

6:45　起床、洗漱等
7:00~　开启洗衣机，叫醒孩子
7:15~　简单打扫房间，准备早餐
7:30~　吃早餐，收拾餐具
7:50~　检查孩子的上学准备
8:00~　送孩子上学，晾衣服
8:15~　换衣服，化妆，确认携带物品和日程
8:30~　上班

18:00~　回家，收衣物并叠好
18:30~　（孩子从托管班回家）边准备晚餐，边和孩子交谈
19:00~　吃晚餐
19:40~　边收拾，边查看孩子的作业情况
20:00~　度过与孩子一起的时间，作业没完成的话继续查看作业
20:15~　（孩子的洗澡时间）享受自由时间
20:30~　与孩子一起确认第二天需要带的物品
21:00~　（孩子的睡觉时间）做第二天的准备，享受自由时间

22:30~　洗澡、护肤、做就寝准备等
23:00~　睡觉

●孩子上了小学，需要家长检查作业的情况

当孩子能够自己洗澡、换衣服时，你忙忙碌碌、慌慌张张的状态可能会告一段落吧。尽管如此，即使生活可以就这样继续下去，也请确保你与孩子相处的时间。哪怕每天只有 15 分钟，也请暂时放下家务，听听孩子的话。除此之外，你也可以边做家务，边和孩子交谈（参考第 120 页）。

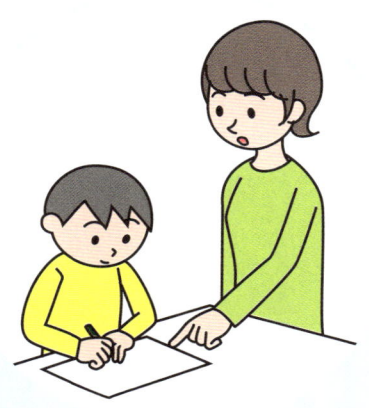

例行程序最重要的目标是每天都坚持做

　　最重要的是每天至少做一些基本的事情。做得不完美没关系，做不到也没关系，关键是要按照例行程序生活。在设定的时间里，做到你能做的程度就可以了。随着时间的推移，你会变得越来越熟练。目标是每天都坚持做。

　　前面介绍的几个例行程序只是示例。你并不是必须照做。为了能够顺利地完成每天应该做的事情，有时重新审视并做出改变也是可以的。

　　请注意，不要因为无法顺利进行而感到沮丧。请记住，例行程序的目的是为了让你的生活过得更加愉快。

> 家务处理

即使有 ADHD，也能做好家务！
打扫、烹饪、洗衣服——
三大家务的操作技巧

因为家务是多重任务，所以不擅长，总之，不要拖延

家务是每天都要重复做的事情，没有报酬。因为每天做的都是同样的事情，所以有些人不知不觉就拖延了，有些人会觉得麻烦，还有些人一直想着去做，却做不到。可是，不做的话，到了第二天，两天的家务就会累积起来。

另外，让家务变得轻松的关键是房间要整洁。如果工具无须翻找就能取用，那么烹饪和打扫的门槛就会显著降低。

在框架内只考虑应该做的事情,以免分心

对于 ADHD 人士而言,当"该做什么"的框架不明确时,她们就会不清楚应该做什么,要么做了不该做的事情,要么忘记了应该做的事情。为了不分散注意力,提前决定好每天要做的家务项目吧。

既然已经决定了要做的事情,就不要再深入思考,只动手做。然后,想象一下完成后"干净了"的成就感和"结束了"的清爽心情,试着尽快达到那种状态吧。这样,你每天就能生活得顺顺利利了。

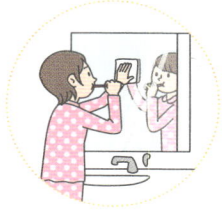
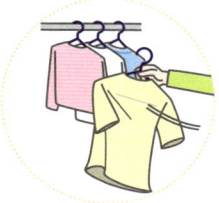
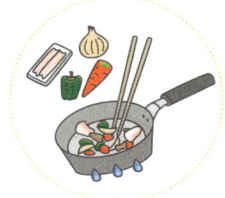

工作日只做最低限度的家务就可以了

将简单的家务纳入日常的例行程序，将容易让人手忙脚乱的家务留到周末做。保持"家务做到这种程度就可以了"的态度。让丈夫和孩子一起做。

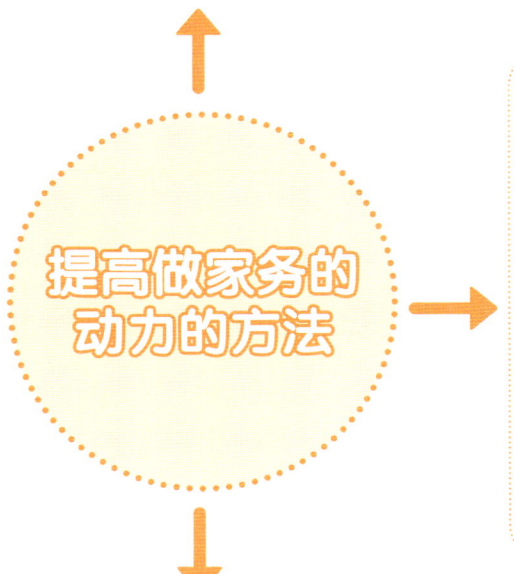

提高做家务的动力的方法

假期计划不要排得太满

假期要做的家务包括日常家务，以及那些平时没时间做、大约需要两个小时完成的家务。要做就做彻底，但不要过度追求完美，目标是75分。平时就在意的地方，先列个清单。

将家务列成清单。完成后享受成就感！

创建今天要做的家务清单。不要贪心，只列大约三个家务，完成后画线删掉，享受成就感。"做得很好"，请自己表扬自己！

三大家务的操作技巧

打扫、烹饪、洗衣服是每天都要做的事情,要想办法调整自己的情绪。

打 扫

打扫的准备

收拾地板上的东西 —— 一开始就不要放在地板上

⬇

用吸尘器清扫 —— 平时顺便用手持拖把等清扫

无法进行的理由 1

不知道从哪里开始

➡ **不必一次性全部打扫干净!**

提前决定一次性打扫的量。决定好"只打扫洗手台区域",或者"只花 5 分钟打扫"等。提前决定"今天到这里结束"就能轻松开始。

➡ **"顺便打扫"也可以**

刷牙时顺便擦镜子,洗碗时顺便用海绵清洗水槽等,日常打扫可以"顺便"进行。在房间的各个地方放置清洁用品也是一个好方法。

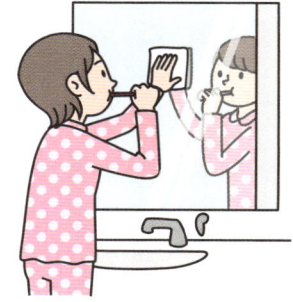

> **无法进行的理由 2**

反正还会脏，太麻烦了

➡ 将其纳入例行程序

决定例行程序时，确保打扫时间。即使只是用手持拖把拖地板或只打扫厕所，只要平时持续 10 分钟就足够了。

➡ 立即做，就不会积累污垢

去除顽固的污垢非常困难。相反，平时只是轻轻擦拭，污垢就不会积累。使用物品后立刻擦拭，然后放回原位，这样就可以保持干净。

➡ 换成轻便的清洁用品

你是不是把沉重的吸尘器收在衣柜里了？与其这样，不如使用手持拖把，当你看到拖把的时候，你打扫的冲动就被激发了。

在每个房间的每个角落放置垃圾桶！

每个房间都有垃圾桶吗？试着在洗手池等角落放置小垃圾桶。当你想扔东西的时候，不要放在旁边，而是立即放入垃圾桶，这样就不会散乱。

烹饪

烹饪的准备

决定菜单 ➡ 根据备忘录购买食材 ➡ 保存食材 ➡ 烹饪，吃 ➡ 收拾

决定菜单	根据备忘录购买食材	保存食材	烹饪，吃	收拾
大致决定一周的菜单，写下食材	不要买不需要的东西／不要忘了买必要的东西	在冰箱里留出空间		吃完就收拾的话会很快结束！请积极利用洗碗机

无法进行的理由 1

决定不了菜单

➡ 采用"制订一周菜单"模式！

主菜是肉还是鱼，调味是按日式、西式还是中式，组合起来，菜单就能轻松决定了。一次定好一周的菜单，心情会很轻松。

周 主菜	星期一 肉	星期二 鱼	星期三 肉	星期四 鱼	星期五 肉	星期六 鱼	星期日 肉
调味 日式	土豆炖牛肉			烤鱼			姜汁烤薄猪排
调味 西式		法式黄油烤鲑鱼			番茄煮鸡肉		
调味 中式			青椒肉丝			糖醋虾	

➡ 也可以固定菜单！

不必每天吃这么多不同的食物。只要有三四种菜色变化，重复这些种类就可以了。

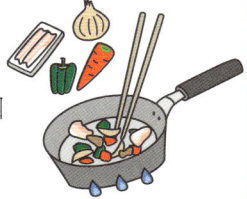

➡ 也可以有偷懒的菜！

不要勉强自己做主菜、副菜和汤。将食材全部一起炒或煮，或者烤一下，切好，浇上酱汁，菜就做好了。

无法进行的理由 2

讨厌烹饪

➡ 也可以点外卖

不擅长烹饪的人,可以请家人烹饪,自己负责收拾碗筷。另外,也可以点外卖。不过,要提前了解外卖程序上都有什么菜。

➡ 买组合食材

在超市里,"咖喱用的蔬菜"和"炒菜用的蔬菜"等很丰富。好好利用送货上门的食材组合吧。

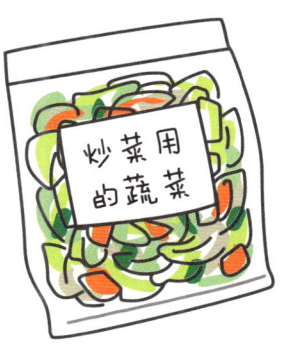

无法进行的理由 3

时间不够

➡ 从"把食材全部拿出来"开始提高准备能力

将所需的食材和调味料全部放在操作台上,然后开始烹饪。这样就不必多次打开冰箱,还可以注意到不足的食材。

➡ 买半成品

购买只需要烤的汉堡肉饼或煮好的蔬菜等冷冻食品,这样可以减少切的麻烦和其他准备工作。

洗衣服

无法进行的理由 1

堆积了太多，不想做！

➡ **不要分类，总之不要堆积！**

不要等到衣服成堆了再洗，每天都要洗衣服。为了将"洗衣服"纳入例行程序，不仔细分类也很重要。为此，不要买洗涤方法繁琐和容易掉色的衣服。

洗衣的准备

设置洗衣机	不用仔细分类
⬇	
晾干	大致把褶皱抖开就可以了
⬇	
叠衣服	轻松收纳

无法进行的理由 2

晾晒很麻烦

➡ **洗衣用品可以一直放在外面**

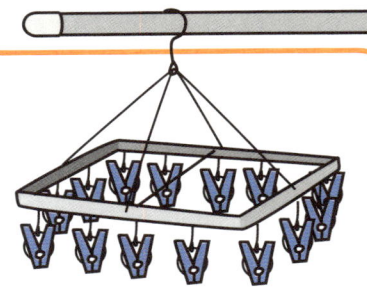

每次洗衣服都要将衣架和洗衣夹子等洗衣用品拿出来再收起来，这样很麻烦，不如利用 S 型钩子等，让它们一直挂着。

➡ **换成带有烘干功能的全自动洗衣机，减少晾晒的麻烦**

考虑换成带有烘干功能的全自动洗衣机。全自动的优点是可以使用计时器。睡觉前设置好，早上只要从洗衣机里拿出来并叠起来既可以了，也可以将这种模式纳入例行程序。

无法进行的理由 3

熨烫和收纳很麻烦

➡ 用衣架一直挂着

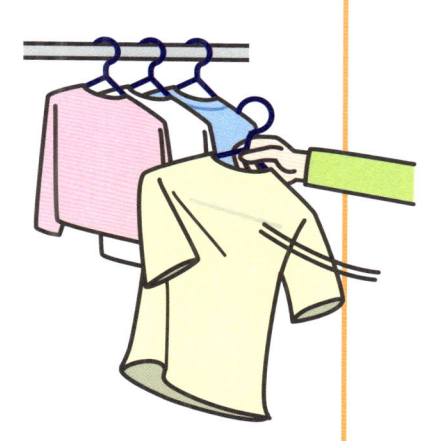

改变衣柜的使用方法：T恤和运动衫等，不要叠，晾干后直接挂在衣柜里。这样也会减少褶皱。

➡ 选择不需要熨烫的衣服

选择形状记忆面料等不易起皱的衣物。不用熨烫的话，不仅心情会变得轻松，也有助于避免衣物堆积。

➡ 有褶皱也没关系的小物品，可以粗略地收纳

内衣和袜子可以收在抽屉里。每一格收纳一种物品，只把物品放进去就可以。在抽屉上贴上标签，这样无论谁看都知道里面有什么。

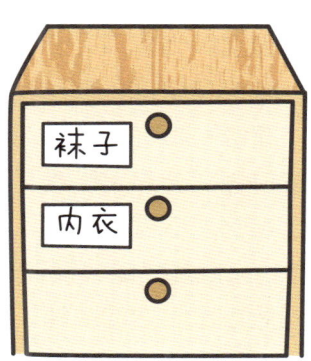

> 日程安排

日程安排是对时间的管理。摆脱恶性循环,让每天都不累!

由于具有冲动的特征,时间管理做得不好;容易疲劳,陷入恶性循环

无论是谁,都想优先做快乐和有趣的事情,但ADHD人士尤其如此。由于具有冲动的特征,她们会无意识地增加计划。如果这一天已经有安排了,她们就会不小心制订双重计划。

你可以制订这样的规则:哪怕这件事看起来很有趣,做的话好像会很开心,只要有安排了就不要加入计划。一方面双重计划会给周围的人带来麻烦,另一方面,即使你完成了计划,也会由于过度工作而使身心都感到疲惫。

避免制订过多的计划,学习写日程表的方法

首先,准备一本可以清楚地看到一个月日程的手账,用红笔写下重要的约定日程。全部用黑笔写的话,不容易区分重要日程。如果你觉得整体上红色的日程太多了,优先度低的日程就不用红色。请不要忘记写下其他家庭成员的日程。孩子的日程可以用其他颜色区分。

只优先做自己想做的事情,或者忘记了孩子的学校活动,这可能会带来麻烦。请把家人的安排也写在日程表里吧。

与其取消预约不如减少计划

制订太多计划可能是因为你想要做的事情太多，也可能是因为你不懂得拒绝。不管是哪种情况，请不要忘记，想到什么就立刻去做是ADHD的特征之一。你如果把日程排得满满的，就无法应对身体不适或其他紧急的情况了。

总是处于"走钢丝"状态的人，要意识到减少计划比取消预约更利于执行。

接受邀约前请先确认日程表。如果对方是关系比较好的朋友，你也可以请对方提醒你："日程没问题吧？"

不要以"最佳情况"为标准！
"走钢丝"是不行的

ADHD人士常倾向于预设"最佳情况"，也就是"最顺利的情况"。她们如果曾在时间紧迫的状态下密集完成多项任务，往往会产生"只要能够复制这个状态，就能按时完成"的想法。

但是，事情并不总是那么顺利，赶不上公交车或遇到突如其来的大雨等都可能延误行程。

手机导航给出的时间是基于在换乘车站完全不绕路、移动相对顺畅的理想情况预估的。

提前很久做的安排，还可能因感冒、受伤或遭遇事故等意外而打乱。因此，请把计划做得宽松一些吧。

冲动约定

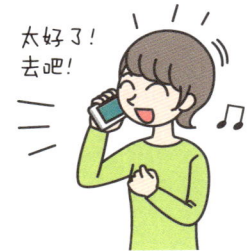

日程安排得很紧张

总是迟到或取消

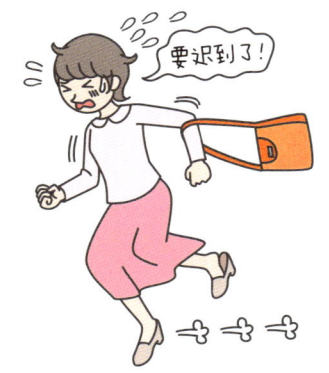

失去信任

看日程表再约定

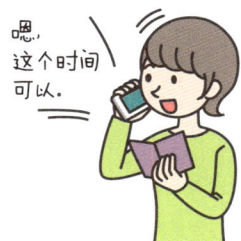

可以冷静地行动

没有迟到,也没有忘记约定

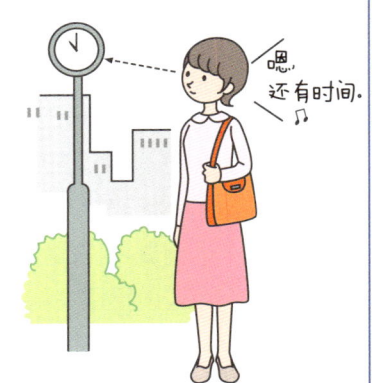

下次还会收到邀请,
自己也很快乐

日程安排

制订计划的方法：
从"目标"逆向推算所需时间

无论是短期还是长期，"不迟到的机制"都是一样的

　　ADHD 人士常常迟到或错过截止日期，这不仅因为她们对时间的流逝有感知差异，还因为她们对时间的预估过于乐观。

　　首先，以目标为导向，详细列出应该做的事情，并估算每项任务所需的时间。在估算时，不要根据之前顺利时的数据，比如"上次只用了 10 分钟"，而要预留出足够的时间！

　　进行时间规划时，宜采取逆向推算：长期任务从截止日期倒推，短期任务从开始时间倒推。

如果目标确定了就立即开始！

有时候，计划的延误是因为无法开始，而无法开始可能是因为担心"一旦开始尝试，可能就会发现事情非常困难"。这样的话，应该改变的是思维方式——早点开始。早点开始的话，即使遇到一些困难，也有时间找到解决的方法，或者寻求他人的帮助。为了避免拖延，请立即开始吧。不要与自己进行"必须做"的斗争。有时候，一旦开始做了，就会发现事情并没有想象中那么困难。

即使有空闲时间，也不要安排额外的计划

ADHD 人士常常延误的原因之一，可能是中途分心做了一些无关紧要的事情。例如，准备出门时，想到晚餐的菜单，不自觉地打开了冰箱，发现了过期食品，然后开始整理，结果时间不够了。

另外，一旦有短暂的空闲时间，她们往往会去做一些计划之外的事情。例如，等待时想去购物，没想到结账的人很多，结果迟到了。早点到达目的地，即使只是稍微等待一下，时间也是刚刚好的。

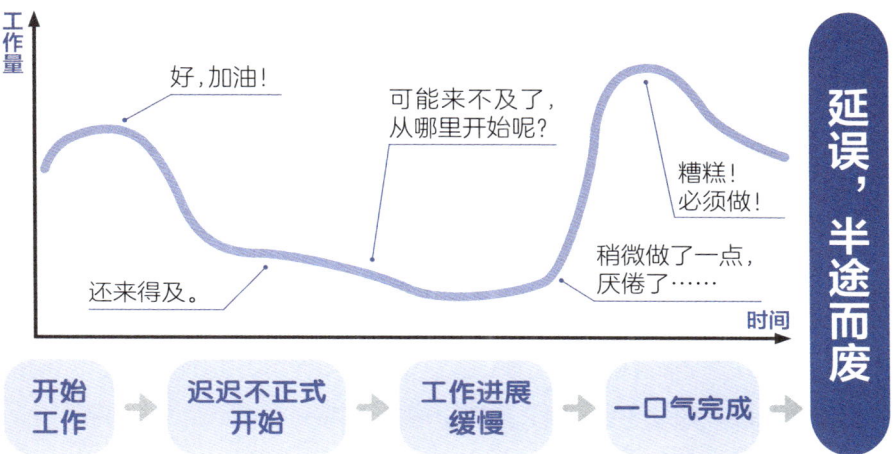

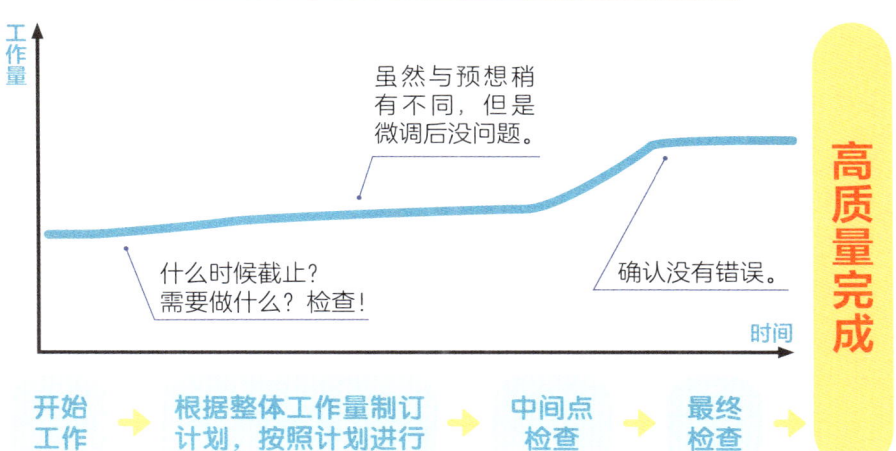

> 为了顺利开展日常事务

减少错误发生次数的 5 个要点

从 ADHD 的特征考虑错误发生的原因

由于注意力维持困难和工作记忆容量有限,ADHD 人士容易犯一些看似很小的错误。虽然每一个错误影响可能不大,但很多错误累积起来可能会导致重大失败。ADHD 人士容易犯同样的错误,这也是一个常见问题。

犯错的原因因人而异,但普遍存在以下倾向:
- 因焦虑而无法顺利完成。
- 不小心忘记了。
- 缺乏动力而敷衍了事。
- 中途不能集中注意力。
- 高估自己,认为"这种程度没问题"。

这些因素可能并不是单独作用的,而是互相关联的。例如,因高估自己不会忘记而不小心忘记了,因焦虑而丢失了重要的东西,因长时间进行单调的工作而不能集中注意力,等等。不同情境下,多种因素叠加可能会导致错误的发生。下文将探讨相应的解决方案。

要点 1

即使焦虑也没关系。保持冷静，重新考虑修正计划

焦虑会降低思考能力，从而出现更多的错误。首先，告诉自己"不要焦虑，保持冷静"。为了不焦虑，要仔细检查计划并整理思绪。如果发现最初制订的计划行不通，不要只是努力加油，而要考虑修正计划。冷静思考现在的最佳策略是什么，若遇到困难，可以向周围的人寻求建议。

要点 2

管理最基本的事项，减少遗忘物品的次数

遗忘物品也是常见的错误之一。不过，真正需要记住的东西并不多。例如，每天上班需要的公交卡、钱包、手机、钥匙，这些物品要严格管理。你可以将这些物品与其他无法替代的物品一起制作成清单并经常检查。你如果每天都想要换包，那么可以将物品放入内胆包，这样只换外面的包就可以了。

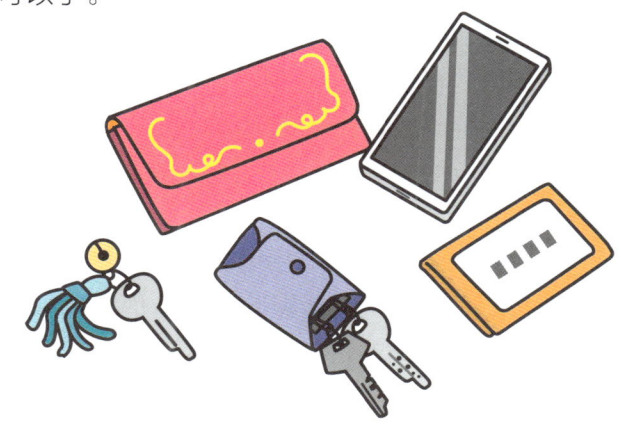

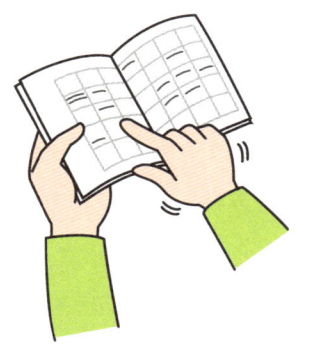

要点 3

利用备忘录以防不小心忘记

记忆力不好的 ADHD 人士可以使用"外部硬盘"帮助记忆。

首先,把要做的事写在笔记本上,重要的事情要写得醒目(详见第 94~95 页)。

然后,不要想着"大概是这样的",完成的事项要再次检查。时间紧迫的话,这项检查可能无法进行。因此,确保时间充裕也是防止不小心犯错的一种方式。

要点 4

为了避免厌倦,设置一次能完成的工作量

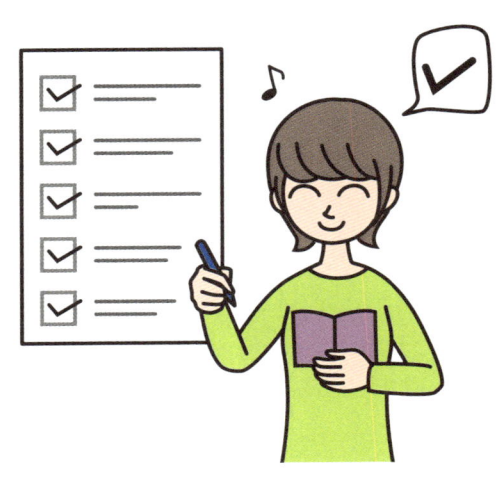

用田径项目打比方的话,ADHD 人士就像短跑运动员。例如,在面对长期项目时,你要设置小目标,只要目标达成了就当作"完成一次"。

作为与自己的约定,你要频繁地设置截止日期。这是因为如果截止日期离得太远,会让你觉得永远无法完成,你的动力就会下降,而如果截止日期就在眼前,你可能会努力朝着目标前进。面对庞大的工作量时,人们只会感到焦虑,因此,将工作细分也是缓解焦虑的一种方法。

要点 5

不要过于投入,准备奖励

在设置小目标的同时,你可以为每次达成设置奖励。即使奖励只是吃一颗糖果或喝一杯喜欢的茶也可以。但是,要避免沉迷于奖励。例如,本来奖励只是看一个喜欢的视频,但不知不觉还看了相关视频,这就超出了原本的奖励范围。当然,达成大目标后,你可以奖励自己"这一天可以做任何事"。奖励可以根据目标达成情况设置。

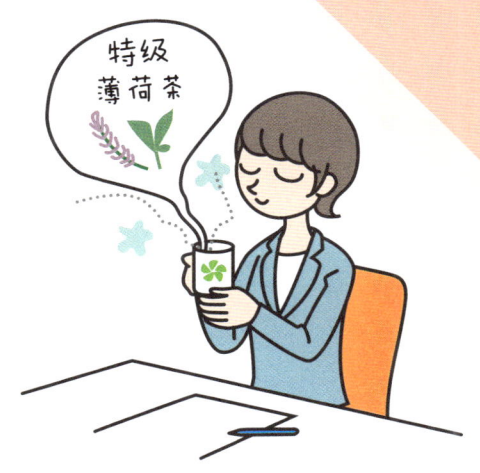

为了顺利开展日常事务

建立一个不会遗忘、能够想起来的机制

首先，亲手书写！
这个行为会在大脑和身体中留下记忆

"写"这个动作，对于避免忘记事情是非常有效的。亲手书写可以给身体留下记忆。比起只在脑海中思考，亲手书写并用眼睛看可以把要做的事更深刻地烙印在记忆中。

接下来，将写下的内容贴在你能看到的地方，或者写在笔记本上随身携带。在抽屉等地方贴上写有名称的标签，这不仅是为了让任何人都能了解，也是对自己的一种提醒，例如，贴着"快递单据"的盒子，即这个盒子是放快递单据的地方。

为了不忘记应该做的事情，采用三阶段检查法

只是写下来还不够，要通过以下三个阶段检查，以确保自己不会忘记。

①亲手书写，②多次查看，③写在纸上贴起来。

将写着应该做的事情的纸贴在会用到的地方附近，例如，在玄关的门上贴携带物品清单等。

智能手机的日程管理应用程序也有闹钟功能，非常方便。但是，完全依赖智能手机是有风险的，比如，忘记给手机充电，忘记带手机。亲手书写也可以通过身体的感觉帮助记忆。因此，建议亲手书写，并辅以智能手机应用程序。

第1阶段

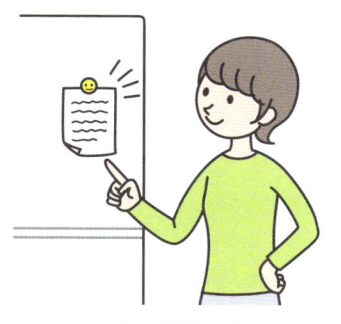

亲手书写

第2阶段

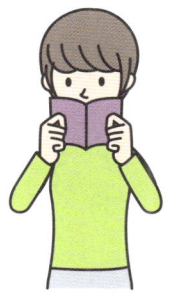

多次查看

第3阶段

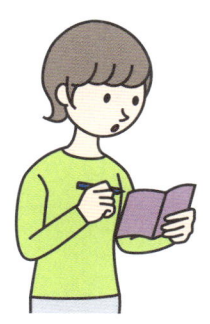

写在纸上贴起来

记笔记的方法是辅助记忆的方式!

为了不错过任何预定事项,你可以把每件事都写在笔记本上。在书写技巧上,你可以根据事情的类型使用不同颜色的笔,使用便签让当天的页面更容易打开,等等。

在计划中写下必须携带的物品可以避免遗忘,但是,如果将一天中琐碎的日程都写上,日程表就会变得杂乱无章,难以一目了然地看到整个月的计划。如果是这种情况,最好另外制作一个备忘录。

此外,你可以在计划中标记下次生理期的预估日期,并有意识地减少那几天的安排。在下面的例子中,使用★表示那一天,这样做还可以帮助你管理自己的身体状况。

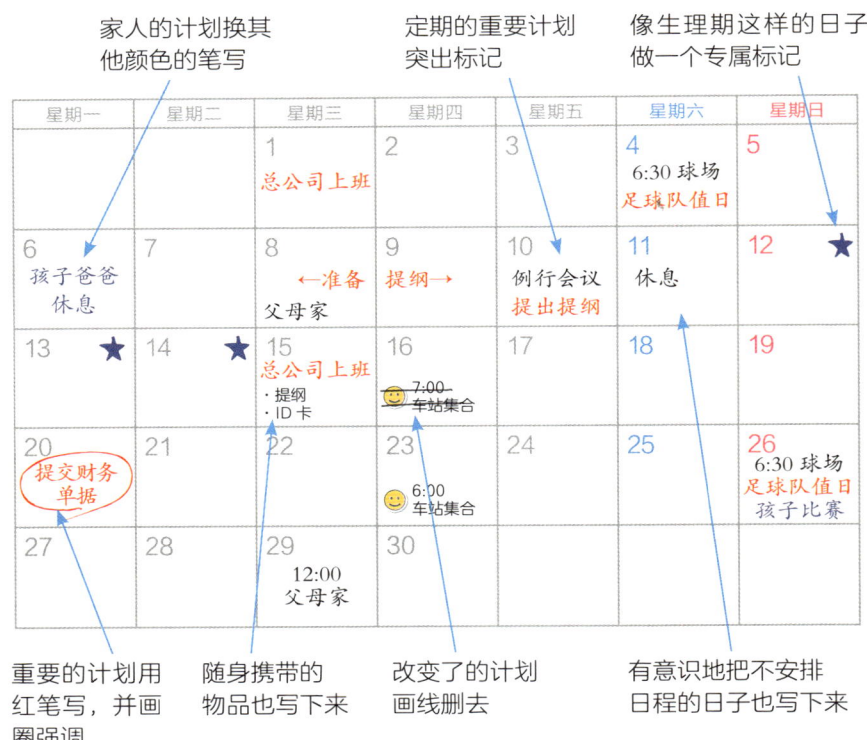

> 为了顺利开展日常事务

选择搭配好的"套装"，进行个人形象管理

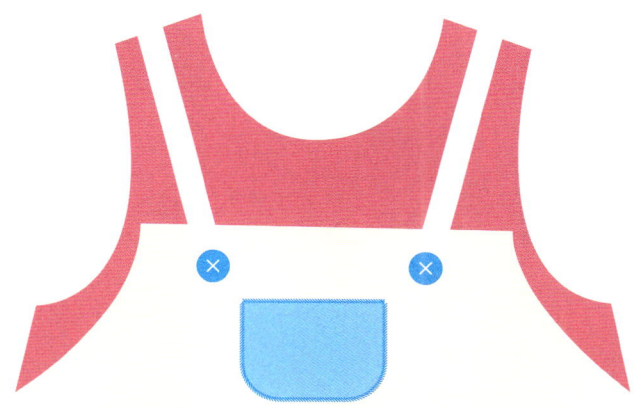

先决定衣服的数量，再考虑搭配

早上出门的时候，你是不是面对着很多衣服却找不到合适的？或者好不容易翻出一件，又发现沾了污渍或皱得没法穿？你还有可能因此而迟到。提前整理好需要穿的衣服，而且不要冲动购物，这是早上能够顺利准备的诀窍。

尽量在前一天晚上就决定好第二天要穿的衣服吧。对于上班族或有定期外出安排的人来说，提前搭配一套适合该场合的衣服会轻松很多。每季最多准备6套衣服就足够了。拿不定主意时，请店员或朋友推荐搭配也不错。

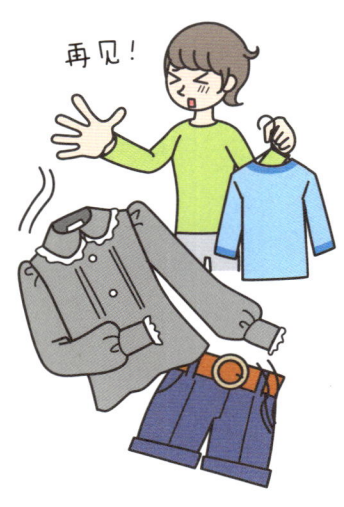

决定你需要的衣服

按照第 58 页的"用 / 不用"法则,只留下一定要穿的衣服。那些穿着已经小了的衣服,不要想着"总有一天会瘦",就扔掉吧。

选择搭配好的"套装"

这件毛衣要搭配这条裙子或裤子,那件衬衫要搭配那条裙子或裤子。减少衣服的颜色数就容易搭配了。

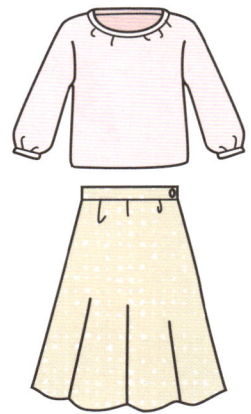

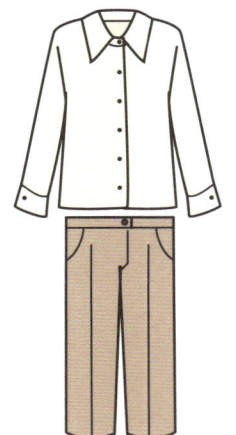

无法搭配的衣服就处理掉

有了搭配好的"套装",不能搭配的衣服就可以扔掉了。至少不要把不穿了的衣服放在壁橱、抽屉或箱子里。

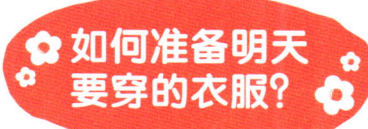

如何准备明天要穿的衣服？

挂在衣架上

把要穿的衣服和可能搭配的袜子、配饰、包一起挂起来，出门时只要穿上就可以，这样就不会匆匆忙忙的了。

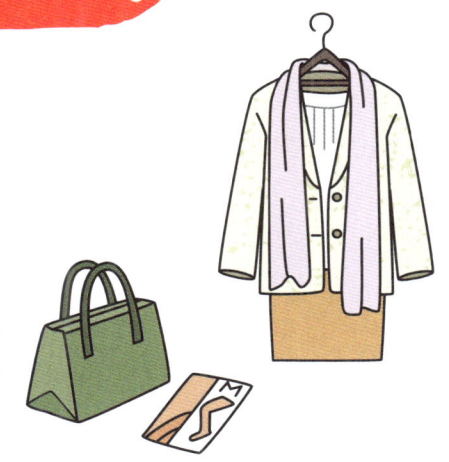

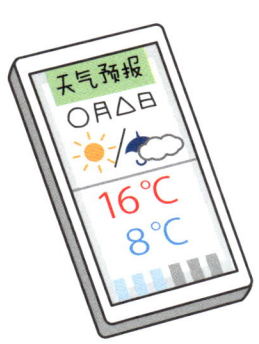

确认明天的着装要求和天气情况

根据明天的计划确认着装要求，选择需要正式的服装或方便活动的服装。查看天气预报，决定是否需要携带雨具或保暖衣物。

检查衣服上有无严重污渍或褶皱

先试穿，如果有污渍就换一套衣服，如果有褶皱就使用蒸汽熨斗熨一下。

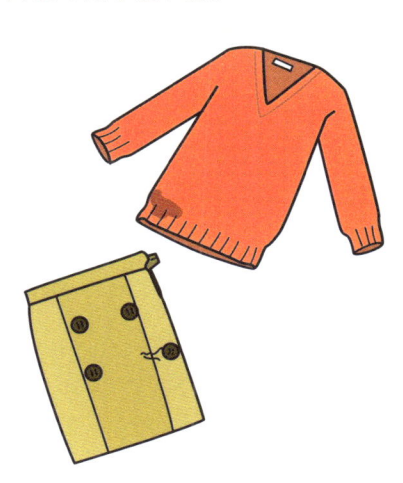

准备婚礼和葬礼的服装

婚礼、葬礼等郑重场合的服装不常穿,更要提前检查确保整洁。相关配饰用收纳袋装好,和服装一起挂起来,以免迟到,因为这种场合迟到是非常不礼貌的。

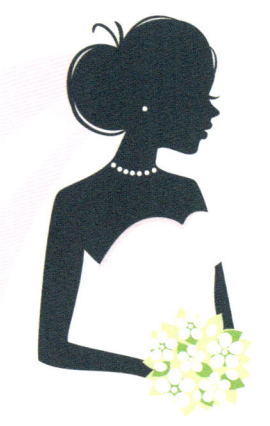

婚礼套装

派对礼服

围巾

发饰

包

鞋、丝袜

红包

葬礼套装

丧服

珍珠饰品

黑色哑光手提包

黑色哑光鞋

黑色丝袜

专用素布袋、白包

为了顺利开展日常事务
25 个生活小技巧

前文介绍了日常生活技能，这里将介绍在各种特定场合使用的小技巧。

物品整理

1. 标记收纳物品的名称

即使决定了物品的存放位置，也容易忘记那里具体放了什么。特别是那些看不见里面的抽屉或盒子，你可以贴上写有物品类别的标签进行标记。

2. 确保每个房间都有"手机充电站"

你如果经常忘记给手机充电，那么可以在每个房间的固定位置放好充电线，这样，随手就能充电。手机有了固定位置，找起来也更方便。

3. 收纳也要"八分饱"，留出取物的空间

不要将抽屉或架子塞得满满的。塞得过满不仅拿取困难，放在深处的物品也容易遗忘。如果收纳空间利用率超过80%，就应该检查并丢弃不需要的物品，或者重新考虑收纳方法。

4. 使用彩色胶带标记整理区域，防止忘记

如果限定了整理区域但没有标记，可能会忘记自己计划整理到哪里。你可以使用彩色胶带标记，让整理区域清晰可见。

物品整理

5. 不是增加收纳工具，而是减少物品

看到家里乱糟糟的，总忍不住想添置收纳工具，但优先要做的其实是减少物品。为了避免收纳工具本身占据更多空间，请从清点你已有的物品开始。

6. 将垃圾分类方法写在纸上并贴在显眼的地方

有些人因为不知道如何丢弃垃圾而使垃圾堆积。你可以将小区提供的垃圾分类方法写在纸上并贴在显眼的地方，之后经常检查。

7. 设置"再次穿"的临时放置区

在不太出汗的季节，有些衣服不必频繁清洗，可以反复穿。你可以准备一个篮子，脱下的衣服不要随意放在沙发上，一定要放进篮子。

8. 对比整理前后的照片以提高动力

拍摄整理前后的照片进行比较。即使只整理 10 分钟，你也会看到变化。

9. 定期检查包内物品

外出必备物品中可能会被不小心放入不必要的东西，导致包内拥挤，取用困难。建议每周至少检查一次。

时间管理

10. 焦虑时，先深呼吸

当感到"来不及了"时，你可能会因焦虑而犯错。焦虑并不会让时间变慢。先深呼吸，再确认工作进度。

11. 先暗示自己，再做

时间本就有限，若你还难以立即开始工作，不妨尝试通过自我暗示给自己一些鼓励。你可以说"我想做这个"，而不是"我必须做这个"。

12. 在各处备好纸和笔

养成随时记笔记的习惯很好，但如果手边没有纸和笔就做不到。在显眼和容易拿取的地方备好纸和笔，并确保有贴笔记的地方。

13. 出门穿鞋前深呼吸

忘记东西再回去拿会浪费时间，因此，穿鞋前记得深呼吸，检查是否忘记带东西。在玄关的门上贴备忘录也很有效。

14. 设置导航时，将到达时间定为提前 30 分钟

使用手机导航时，建议以目标到达时间前 30 分钟为基准，逆向计算出发时间。即使公交车延误或上错公交车、地铁，这 30 分钟也能确保你提前到达，等待对方。

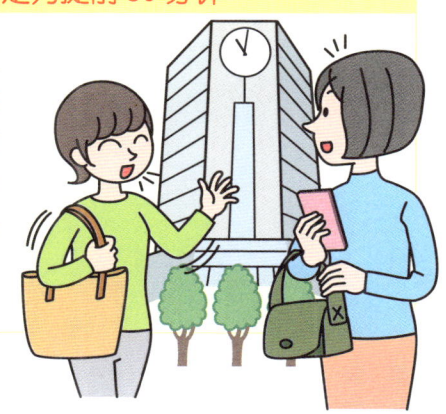

家务处理

15. 不要因为觉得可惜而保留剩饭剩菜

你如果已经吃饱了,即使剩下一口,也不要想着以后吃而留着,要果断扔掉。现在扔掉和三天后腐烂扔掉没有差别。

16. 打扫干净后,点燃你喜欢的香薰

香味可以刺激大脑。在房间打扫干净后,点燃你喜欢的香薰,香味会让大脑记住"整理=自己喜欢"的状态,激发你想整理的心情。

17. 不要把床当作储物空间

床是用来睡觉的地方。为了确保睡眠时间,不要在床上放置物品。此外,在床上找东西也很麻烦,要保持床铺的整洁。

18. 不要囤积太多食品

据说储备三天左右的食品即可满足紧急需求。为避免食品过期浪费,应仅列出必需物品的最低需求量,超出部分则属于超额库存。

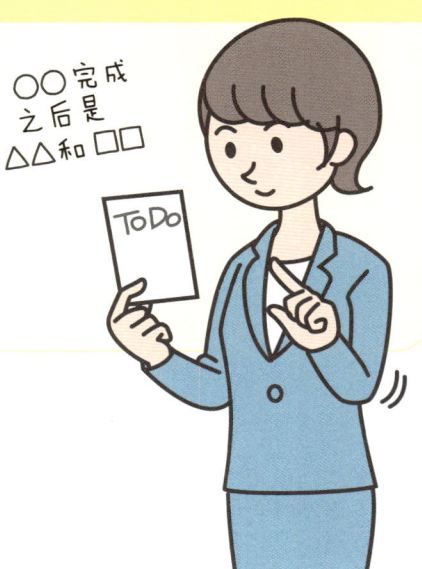

工作管理

19. 不要在电脑周围放置不必要的物品

不要在电脑周围放置不必要的物品，以免分散注意力。工作场所不是你的房间，不要放太多私人物品，私人物品太多不仅会导致办公室不整洁，还会进一步分散注意力。

20. 使用你喜欢的文具，重视易用性

在面对不喜欢的工作时尝试使用喜欢的文具，这样也许可以把繁重的工作变成想做的工作。比如，使用更舒适的笔或不会让你手腕疲劳的鼠标，要重视工具的易用性。

21. 整理电脑桌面，原则是图标不超过三列

文件名加上日期，以便立即知道哪个最新的文件。另外，将电脑桌面上不需要的文件备份后移入回收站，保持屏幕上的图标不超过三列。

22. 整理电脑内部可以提高处理能力

整理硬盘有助于提升电脑的运行效率，使工作更快捷、流畅。这不仅能带来顺畅的工作体验和好心情，还能节省宝贵的时间。

财务管理

23. 尽量减少信用卡的使用，手头现金也要少

信用卡会弱化消费实感，因此，尽量不要随身携带。随身现金也要保持在最低额度。每次购买前先确认"真的需要吗？"

个人形象管理

24. 从一开始就限定衣服的颜色

减少衣服颜色的数量,这样即使时间紧迫,搭配起来也会很容易。将职场服装的颜色限定为白色、藏青色和灰色,这也是一个好方法。

25. 在可见范围内管理配饰

将饰品收纳在透明壁挂袋中,这样可以一目了然。使用后务必放回原来的口袋。应避免物品闲置,轻松享受时尚搭配的乐趣吧。

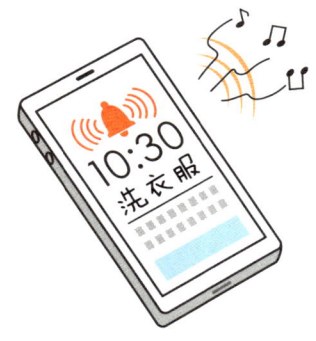

第 4 章

为了与周围的人和谐相处

无论是作为家人、恋人、朋友还是同事，人们都期望和睦相处，但冲突总是难以避免。

实际上，人际关系中的某些问题可以通过技巧化解。

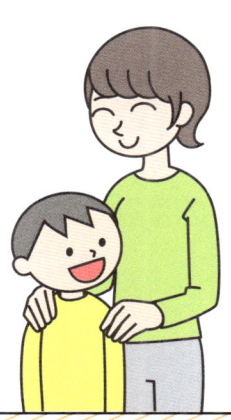

人际关系维系的关键点

ADHD 人士在建立人际关系时可能遇到的难点

引发麻烦的原因是注意力不集中和冲动

在人际关系中，ADHD 人士可能因为注意力不集中、多动或冲动等核心表现而引发麻烦。

常见情况包括：由于注意力不集中，没有好好听别人说话；只想着自己在意的事情，可能会被问到是否在听；冲动地说出不该说的话；在愤怒时不自觉地说出一些话；由于没有好好听别人说话，误解了对话内容而生气，或者给出一些不恰当的回答；可能会不小心泄露别人的秘密。

性格合得来固然好，
但过度了就会出问题

例如，面对特别好动，总是忙忙叨叨，不活动身体就无法安静下来的人时，有的人可能会觉得"和她们待在一起静不下来"，还有的人可能会觉得"她们想到什么就去做的样子很有趣"，因此，相处方式会有所不同。但是，如果频繁发生"被她们牵着鼻子走""看着就烦躁"等情况，人们对她们的评价就可能会变成"虽然人不坏，但不太想待在一起"。这可能会让人际关系变得不顺利。

破坏人际关系时的特征

注意力不集中	多动	冲动
不认真听别人说话，忘记约定。	和别人在一起时总是感到不安，无法放松。	不假思索地说出自己的想法。

如果你有话要说，
请记住"3秒忍耐法则"

不冷静的发言或心不在焉地听别人说话，都容易让对方感到烦躁，尤其是那些容易惹人生气的话更会破坏人际关系。

当你生气时，试着先忍住即将脱口而出的话，就等3秒。如果可能的话，在心中从1数到3。牢记"3秒忍耐法则"，它能够帮你避免人际关系受损。

即使你没有真生气，直接说出你的想法也可能伤害到对方。如果话说出之后，你看到对方的脸色不对，心想"糟了"，那就赶紧补救吧。请参考第127页。

"3秒忍耐法则"可以挽救人际关系

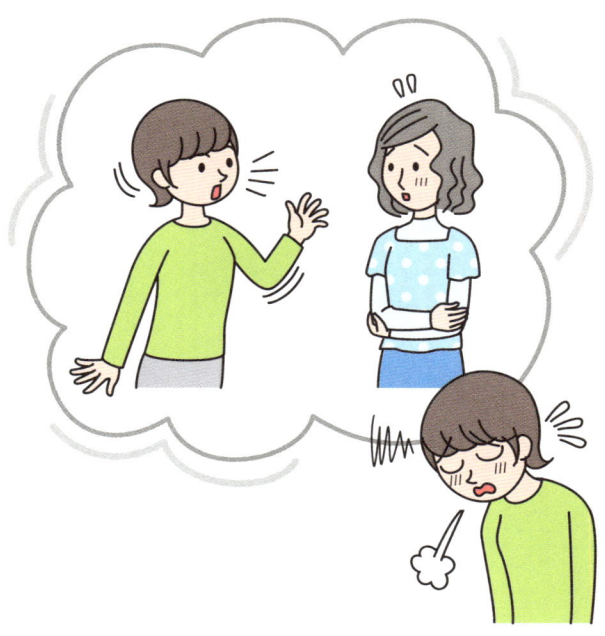

人际关系维系的关键点

与丈夫、恋人等最亲近的人保持稳定的关系

为什么维持稳定的关系那么难？

ADHD人士往往会因为一些小事就想放弃，脱口而出"算了"。这种轻易放弃的倾向，可能会让关系产生难以修复的裂痕。那些总觉得自己容易被抛弃，或者恋爱关系总是不长久的人，或许正是因为她们具有轻易放弃的倾向。

无论是作为夫妻还是作为恋人，在一对一的亲密关系时，人往往会产生一种期待："你应该了解我到这种程度了吧"。关系越好，这种期待就越强烈。然而，有很多事情，你不说，对方真的不知道。这时，你可能会因对方没明白而失去耐心，甚至生气。但是，生气并不能解决任何问题。

在家庭中，
如何避免让情况变得更糟

虽然你在冷静的时候能理解这些事情，但作为妻子或女朋友，一旦吵起来，情绪往往很难控制。建议逐步制订相应规则。

为了能忍耐3秒，首先最好是离开现场。远离了现场你应该能够冷静下来。

例如，如果你们在外面，你可以说"我先回家了"；如果你们在家里，你可以出门待一会儿。哪怕是躲进厕所也好。总之，只要不在对方面前，你就不容易说出过分的话。

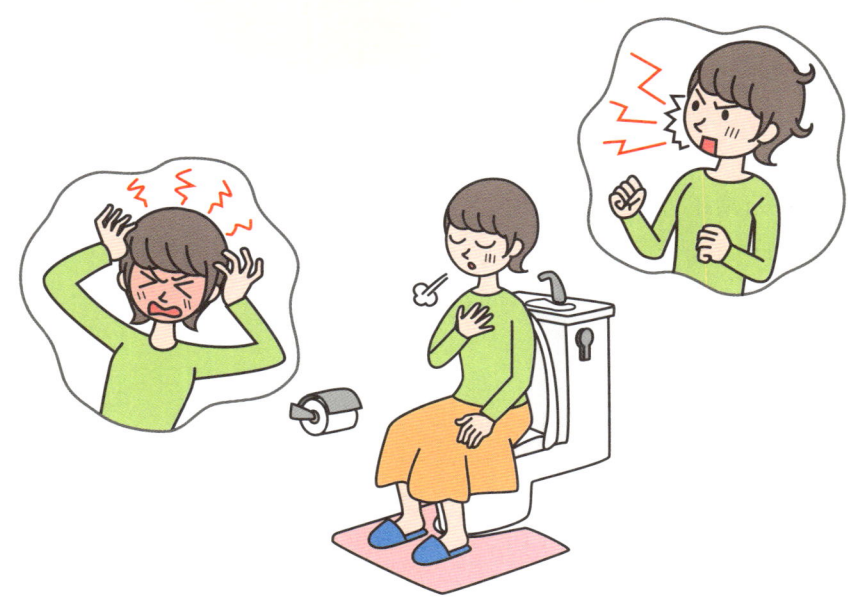

关于"丈夫该做什么"和"妻子该做什么"，每对夫妻应该自己决定

还有一个关键点是"角色分工"。关于夫妻的角色分工，如今可能还有很多人认为"妻子做家务是理所当然的"。这种观念很容易让不擅长做家务的 ADHD 女性感到自卑。如果你的伴侣能够理解你，而且你们能够互补不足，做彼此擅长的事情，那就太好了。

但是，现实往往会出现这样的角色固定：总是弄乱的人和总是打扫的人，总是生气的人和总是被提醒的人。一个人无论多么擅长打扫，如果每天都做同样的事情，也会感到厌烦。对于那个愿意帮你做不擅长的事情的人，请记得表达你的感谢。

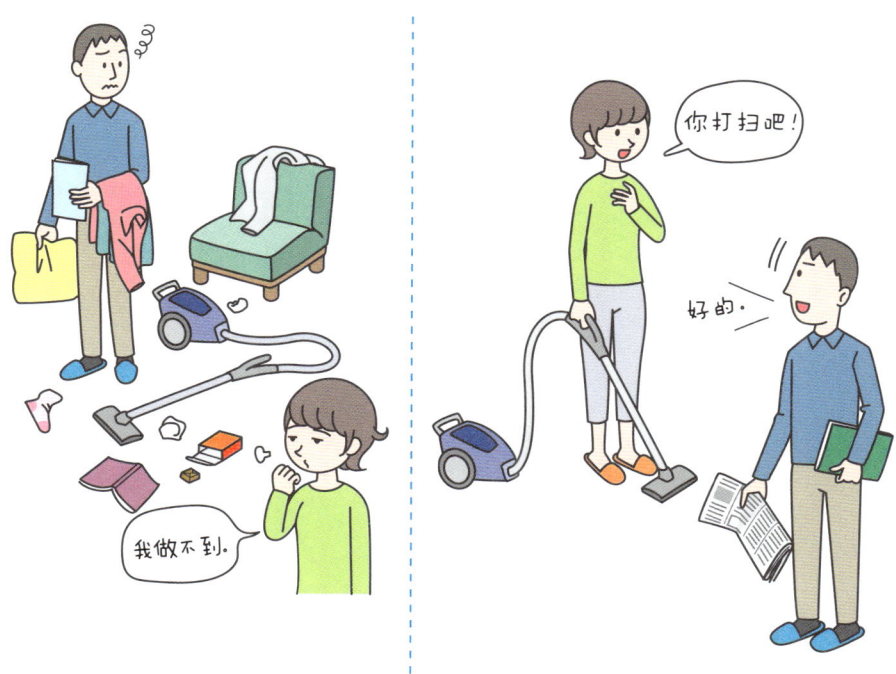

与丈夫相处

别直接冲丈夫发火，先制订策略吧！

掌握冲突的模式

家庭中经常发生的争执往往遵循几种固定的模式。

比如，你总是找不到需要的东西，或者心血来潮把家人搞得团团转——有些麻烦其实是你自己造成的。

你也可能因为家人不按照你的想法行事而感到烦躁，忍不住发火或打人。

此外，对女性来说，激素的变化可能会使她们更容易烦躁。你如果了解自己"生理期前状态不好"，有时就能避免无端的发泄。

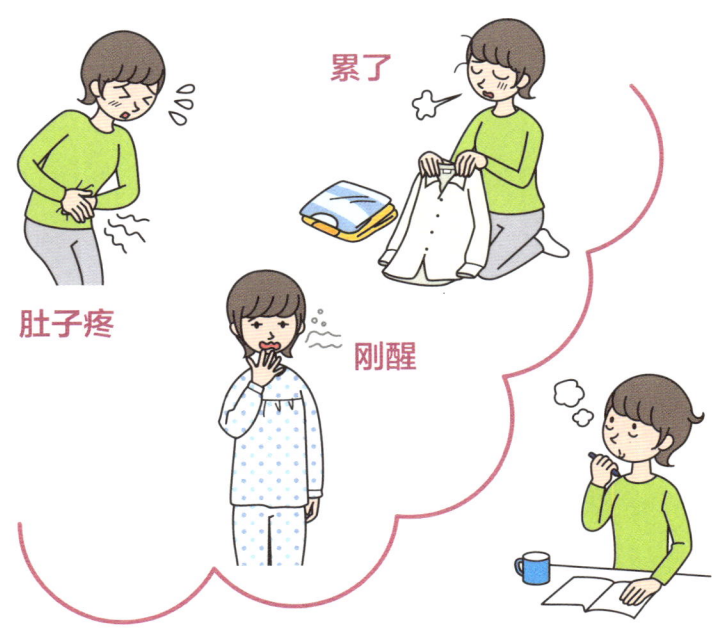

"写下来"——整理自己的感受,传达出去

你如果只是在脑子里模糊地想,是无法掌握冲突规律的。下次再有冲突时,试着把你当时的行为、事情的经过、时间(早上/晚上)和你的身体状况等写下来,渐渐你就能发现规律了。一旦理清了头绪,你就可以主动告诉家人:"在这种情况下我似乎做不到这样的事情。"

绝对要避免"以牙还牙"

有 ADHD 特征的人往往容易直接接受对方的话,一旦失去冷静,就会"以牙还牙"地吵起来,导致彼此的关系彻底破裂。当对方说"出去!"时,你可能会立刻回呛:"你出去!"然后说:"好,我走!"结果就真的分居了。对方在说出这种话之前,一定积压了很多事情。有时,你的一句气话就可能会击溃对方长久忍耐筑成的堤坝。

总之,请记住"等待 3 秒,暂时离开现场"的方法。"等冷静下来再谈吧",也是一个好的推迟方式。

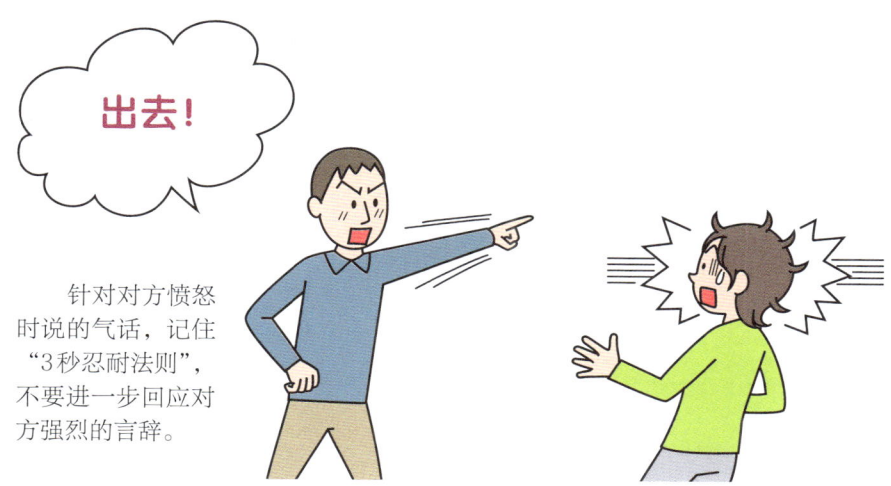

针对对方愤怒时说的气话,记住"3秒忍耐法则",不要进一步回应对方强烈的言辞。

与丈夫相处

防止烦躁的技巧

烦躁的原因是关系太过亲密

每天不是找东西就是赶时间,焦头烂额之下,人很容易变得烦躁。这种烦躁,在公司等家庭以外的地方,你或许可以尽量不表现出来,但在家里很难做到。

面对家人这种太过亲密的关系,人往往会变得任性,不自觉地就把烦躁情绪直接发泄出来了。

然而,发脾气百害而无一利。就算你是因为多动的特征而总是忙碌,但如果你的态度好,对方就还能接受,可是,如果你总是烦躁,动不动就生气,那么即使是再亲密的关系,也会让人感到不愉快,唯恐避之不及。

面对烦躁的你,家人才是最疲惫的!

你如果总是烦躁,就会只关注自己的事情,但实际上被你折腾的家人才更疲惫。对于丈夫或孩子来说,他们往往不明白"妻子/妈妈到底在烦什么"。有时,丈夫和孩子能按照自己的节奏做事,只有你显得很急躁。

此外,烦躁是会传染的。如果你烦躁不安,你的丈夫和孩子也会跟着烦躁,那么家庭中的每个人都会感到不舒服和疲惫。

即使房间杂乱是你感到烦躁的原因,也请不要因为"找不到需要的东西"而发火。这解决不了任何问题。

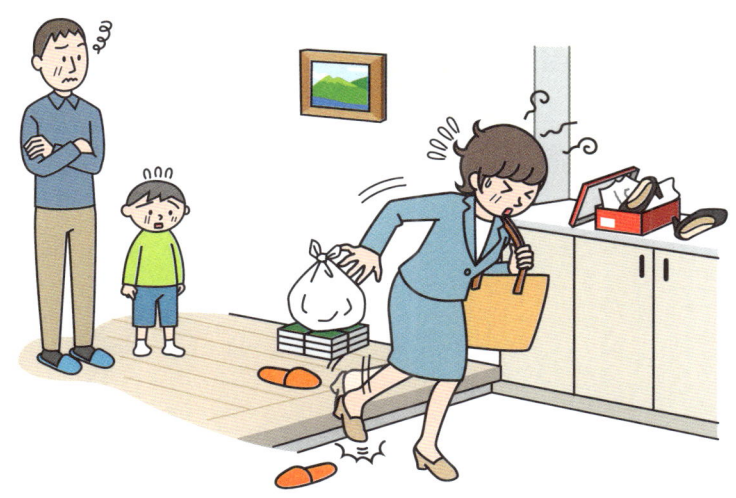

你如果不烦躁，会得到什么

记住不烦躁的好处！

不烦躁的好处是如此之多。
- 能冷静思考。
- 不会增加家人的烦恼。
- 早上不烦躁，整天心情好。
- 对皮肤好，血压不易上升。
- 不会感到愤怒并爆发。
- 不会自我讨厌。
- 不消耗内心的能量。

首先，能够冷静下来是很大的优点。与在愤怒的状态下找东西相比，冷静思考可能会帮助你更快地找到东西。此外，摆脱你总是烦躁的形象可能会改善家庭关系。

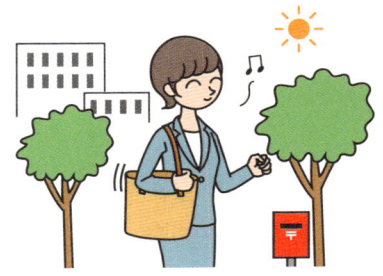

一天开始得很顺利

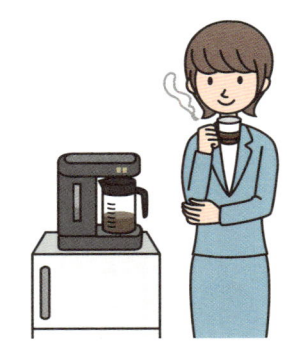

不耗费能量，身心都不累

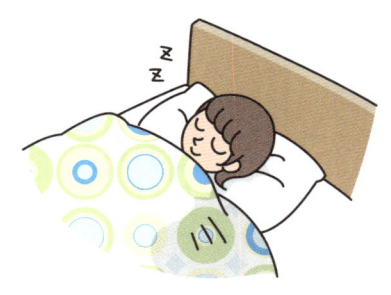

更容易放松，睡得更好

> 与孩子相处

即使育儿过程很艰辛，也要花时间陪伴孩子

育儿是一场持久战，告诉自己"不焦虑"

育儿意味着每天要重复做很多同样的事情。当孩子处于婴儿期时，每天要重复做的是喂奶和换尿布。当孩子进入幼儿园或小学时，每天要重复做的是早上送他去上学，放学后催他吃饭和洗澡。

对于有ADHD倾向的女性来说，成为母亲意味着她每天必须做的事情会增加。随之而来的，往往是家务的进一步积压。许多人对这种重复感到难以忍受。

然而，孩子的成长恰恰建立在重复犯错与学习的过程之上。这就是育儿的本质。

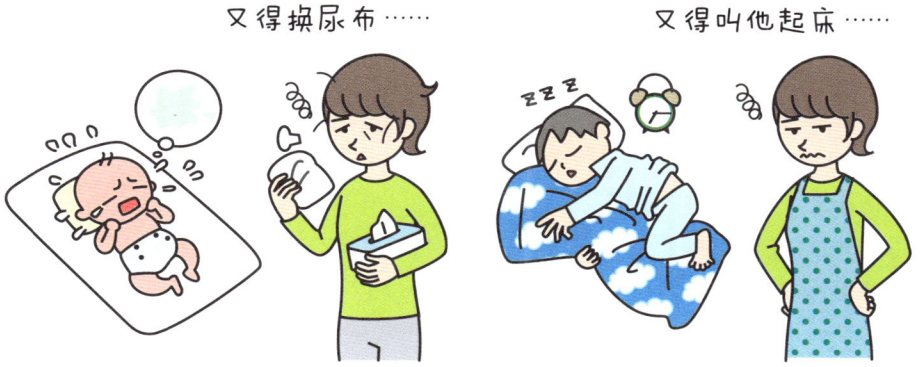

珍惜与孩子相处的时光

当你发现自己总与孩子的步调不合,心生烦躁时,请将亲子时光的优先级提前。这意味着,你每天都要抽出时间倾听孩子说话和陪孩子玩耍。

你是否因为每天忙于家务和工作而疲惫不堪、眉头紧锁,以至于没有时间与孩子相处呢?要知道,孩子能感受到父母的爱就是最大的幸福。请在日常生活中预留出与孩子相处的时间,哪怕每天只有 15 分钟也可以。无论是一起做饭、吃饭,还是哄孩子睡觉的时间,都可能需要你舍弃一些其他事情,但请记住:没有什么比与孩子共度时光更重要。

将刷手机的时间转变为与孩子相处的时间

为了创造与孩子相处的时间,请尝试减少刷手机的时间吧。短暂查看是可以的,但每次拿起手机前你都要问问自己:"现在真的需要用手机吗?"

ADHD 人士可能只是打算快速查看手机,但当看到新信息时,她们可能会深陷其中。

为了避免这种情况的发生,当你决定陪伴孩子时,尽量在那段时间里把注意力集中在孩子的脸上和话语上。

如果你因为家务或工作繁忙而疏于陪伴孩子,不妨反思:是否刷手机花了太多的时间。

当你玩手机时,孩子也会模仿。为了避免孩子依赖手机,要主动向孩子展示自己主动限制手机使用的行为。

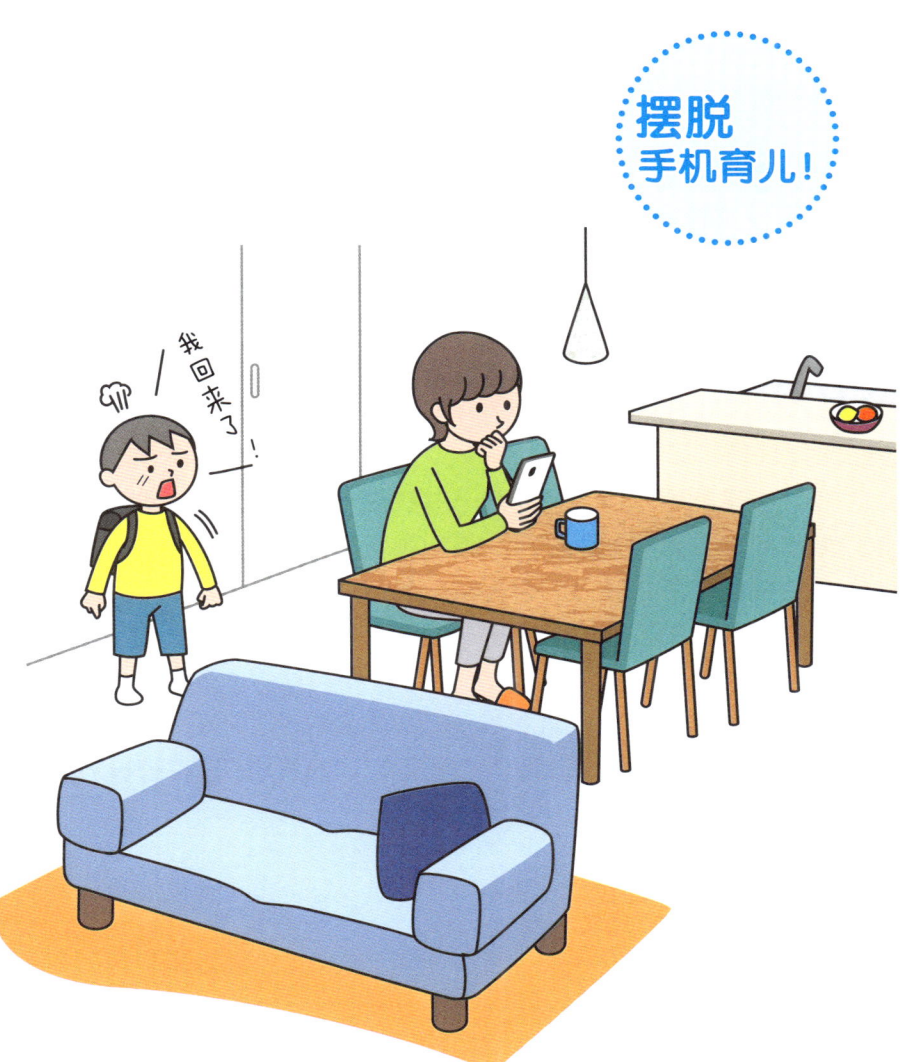

你有没有像这张图片里的妈妈一样?

为自己制订规则,只在孩子视线范围外刷手机。

每天至少 15 分钟,当你与孩子交谈时,把手机放在看不见的地方。

> 与孩子相处

与孩子愉快地度过时间是首要的，"打"是绝对不允许的

教育孩子，请多传递正向积极的信息

有些人可能不知道如何与孩子共度时光。当孩子处于婴儿期时，你只要抱着他、望着他就好了。你如果不知道该说什么，就像实况解说一样，描述孩子正在做的事情吧。当孩子开始学说话时，重复孩子说的话也是很好的互动。当孩子玩耍时，你可以加入并一起享受游戏的乐趣。

教养的重点，不是只要求孩子"不要做这个，不要做那个"，而是从小事开始，多表达"真好吃""真漂亮""真开心"这样积极的感受。

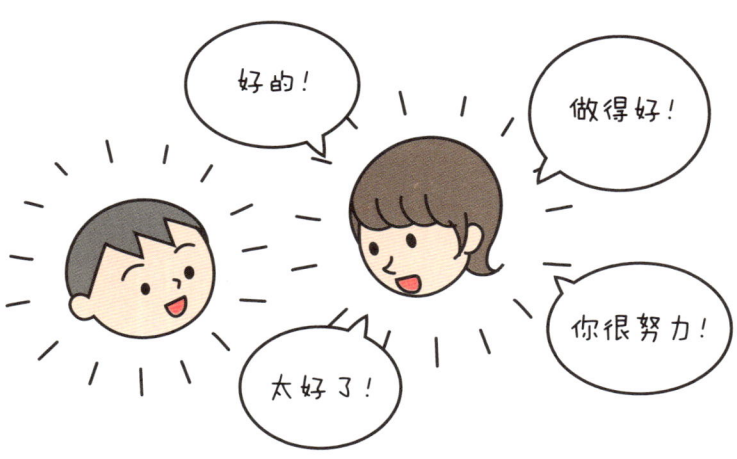

如果不知道如何去爱，
现在正是改变的契机

许多 ADHD 人士可能在小时候被父母视为"难养的孩子"，因此，有些人可能长期处于"你不行"的否定中。有些人甚至遭受过虐待。她们没有被表扬的记忆，因此，认为"批评或严厉斥责"才是管教。

如果你在童年曾遭受过虐待，那么现在作为妈妈，养育孩子的过程是你改变自己的机会。如果你不知道如何去爱，就留出时间与孩子相处，用心理解孩子的感受，你将会发现，你可以从孩子那里学到很多爱的方式。

创造与孩子相处的时光，
一定会改变！

像这样踏踏实实地花时间陪伴孩子，"孩子不听话"给你带来的痛苦一定会减少，你从不顺利的状态进入良性循环的时刻就会到来。这不会花很长时间，一周内就会有变化。孩子的反应往往很快发生变化，这种立竿见影的效果会让你备受鼓舞，从而继续维持良好的关系。

这同样适用于夫妻之间的相处。减少刷手机的时间，留出时间看着家人的脸，和他们说说话吧。

这对家庭来说是一件好事，对你来说也是很好的体验。

让 ADHD 妈妈放松的方法

不要对孩子情绪化

在养育孩子的过程中，保持态度的一致性非常重要。如果对待孩子时你能保持一致的态度，孩子就不需要察言观色或感到困惑，你自己也能减少不必要的愤怒和烦躁，从而不会感到疲惫。为此，请不要情绪化，要保持冷静。

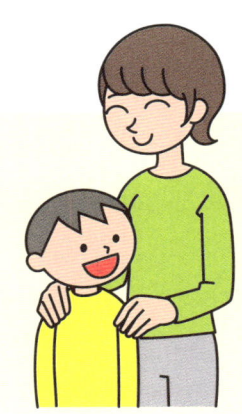

不要催促，耐心等待

孩子吃饭慢、做事磨蹭，可能是在以自己的节奏努力着。如果妈妈总是心急，就会习惯性地催促孩子。你不要试图让孩子适应你的节奏，而要试着去配合孩子的节奏。

3 秒忍耐法则，避免无谓的愤怒

对于孩子不小心犯的错误，你不要立刻反应过度。例如，当孩子不小心打翻饮料时，如果孩子已经意识到"哎呀，我做错了"，而你立刻斥责"我早就告诉你了"，孩子可能会产生反抗情绪，说："真啰嗦！"在这种情况下，你可以先默数3秒让自己冷静下来，然后递给孩子抹布，说："快点擦干净吧！"这样和平地解决问题会更好。

绝对禁止体罚和恶言相向

不要对孩子说的话反应过度。不要因为他的话而升级成恶言相向。有时候尽管你努力忍耐了，但因为情绪化还是会不小心说出伤人的话。暴力教育是没有任何好处的。

对于孩子说的一些事情，你可以先用"好的"来敷衍，然后深呼吸。

与家人以外的人相处

与家人以外的人相处时，为了减少人际关系方面的麻烦，学会这样的对话技巧

基本原则是"慢慢"地说和听

如果你容易急躁，总是急于得出结论，或者经常打断别人的话，那么请尽量放慢说话的速度。即使稍微沉默一下也没关系。在说话时注意观察对方的面部表情和反应。

如果你注意到对方不高兴了，插一句"我说得太多了吗？"是很重要的。

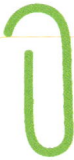

记住"轻易说出的话"就是"有力的话"

与对方的关系越亲近,你的表达可能越直接。也许正是因为了解对方,你才会那样说,但有时候这样的话听起来特别刺耳。也许这是对方已经知道却又无法改变的事情,你直接指出来,会让对方感到受伤。此外,虽然你认为自己了解对方,但有时候这可能是你的误解。

即使对方没有露出生气或悲伤的表情,也不一定意味着他不在乎。很多人内心敏感,但不会表现在脸上。

即使你们的关系很亲密,你也要保持礼貌,避免过于直接的表达。

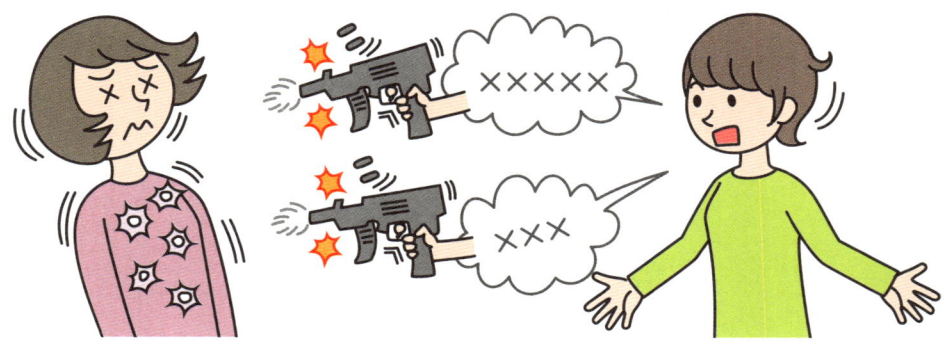

也许对方听到你的话是这样的感觉……

即使晚了也要补救!

即使你打算慢慢地说话,有时不经意的话也可能让对方感到不舒服。只要你注意到对方的表情变化,就应立刻补救,比如,"啊,对不起!""我可能说得太过分了。""我不是那个意思。"

但是,补救时你如果表述得太草率,可能会适得其反,反而伤害到对方。因此,要真诚地补救。

此外,补救时,还要基于"放慢语速"的原则:时刻注意自己的语速是否过快,并适时调整。

ADHD 人士"不小心"说错了话时,可以补救的话

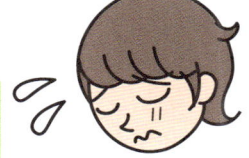

刚才是我失言,对不起,请原谅我。

啊,对不起。我说得太过了。

我不是故意要伤害你的。

只是个玩笑,别放在心上。

即使过了很久,意识到时也应及时道歉。

上次的事对不起,我说得太过分了。

对不起,我说话太严厉了吗?

与家人以外的人相处

为了不让自己和周围的人感到疲惫，学会巧妙地拒绝和接受的技巧

不要将日程安排得过满的好处

日程安排（第 84~85 页）的部分提到过，不要冲动地增加与人的约定。你如果不遵守与重要之人的约定，就会失去那个人的信任。

即使面对不太亲近的人，总是不遵守约定也会使你们的关系出现裂痕。

此外，计划安排得太多，你自己也会感到疲惫。身心俱疲的话，你可能会变得烦躁，甚至迁怒于家人。因此，面对别人的邀请，不要急着立即答应，而是请求一点时间思考。你可以先说"我先确认一下日程"，然后深呼吸，如果还是不想参加，就可以说"不好意思，我已经有安排了"。

避免职场闲聊和聚会的方法

职场闲聊,特别是女性之间,往往容易变成八卦讨论。在从众心理的影响下,即使不想说,也可能不自觉地说出不恰当的话。比如,一句"〇〇先生说了××",很可能会被误解并传播开。

如果有人提起话题,你可以用"嗯"这样的语气词,或者"我不太了解"等模糊的回答来避免风险。你如果不小心说了不该说的话,可能会无意中成为坏人。

在午休时间,你可以采取不同的行动,比如,跟大家说"我去散步,运动一下"。尽量减少聚会,不勉强自己参加,也是一种防御策略。

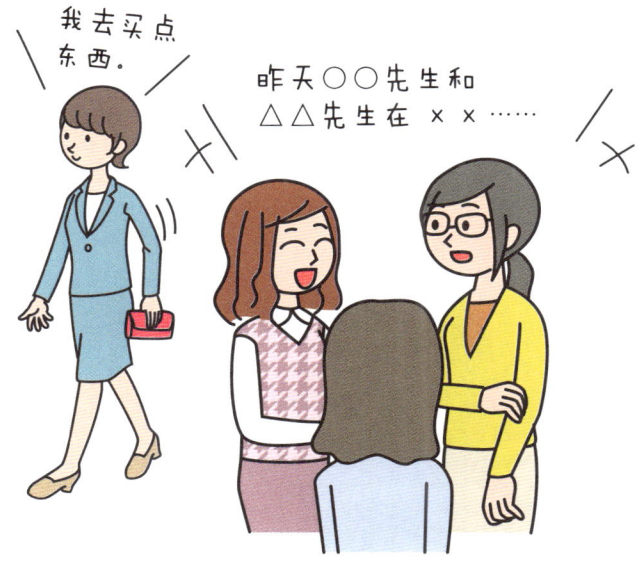

在家长会上不要说太多

你说多少取决于老师。有时被问及孩子在家的情况,所有家长都需要依次回答。建议事先准备一下要说的内容,即使只是简单的笔记,也是有帮助的。喜欢在公众场合发言的人可以尽量将要点压缩到一二个。此外,如果家长会开的时间被拖长,有些人可能会忍不住想说些什么,这反而可能使会议时间更加延长,甚至可能得罪其他家长。

在单独面谈时,你也要做好记录。

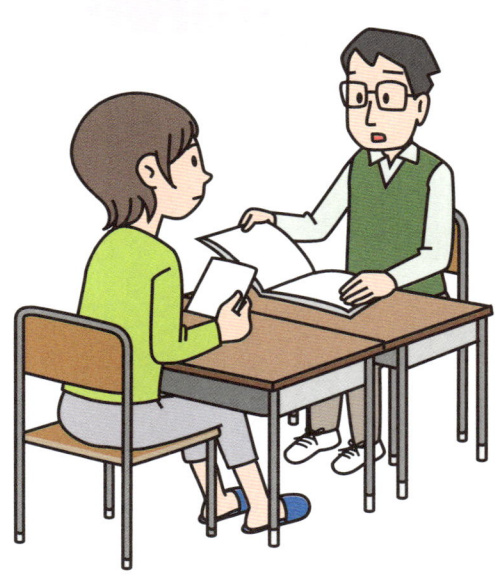

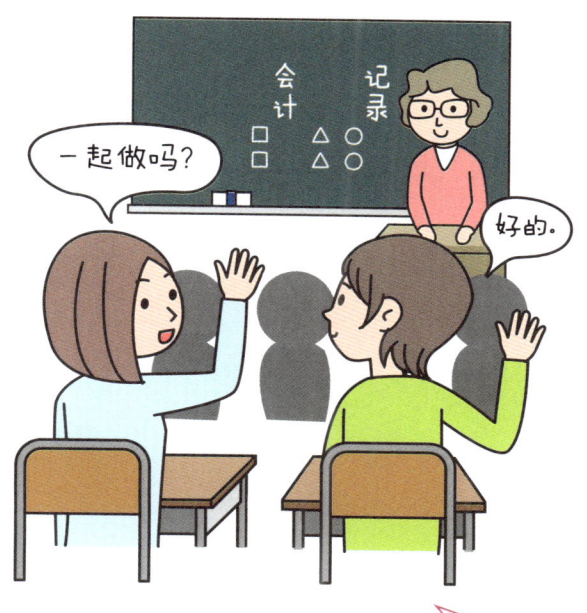

慎重考虑是否担任 PTA 成员

对于本就忙碌的 ADHD 妈妈来说,如果 PTA 成员的选举过程拖沓,她们可能会因一时不耐烦而冲动表态:"真麻烦!我来做吧。"这可能会导致后续不必要的工作增加。参与 PTA 的工作,是有好处的:可以了解学校的情况,也可以与其他家长建立良好的关系。如果你是因为这些好处而主动参选,这非常好,但要避免因为现场的气氛而举手参选,否则,日后你和你的家人可能会后悔。

译注 PTA 是 Parent(监护人)、Teacher(老师)、Association(协作)的缩写,是以孩子的健康成长为目的,由家长和各学校的老师、工作人员共同协作,开展各种各样的社会教育团体。

与自己相处

当情绪陷入恐慌时的应对技巧

如果出现闪回，
请记住：那是过去发生的事！

尽管你尝试了各种方法，比如，避免忘记计划或反复告诉自己要记住，但仍然可能会失败，从而陷入恐慌。

ADHD人士经历过许多失败，每次失败后都受到了严厉的斥责，随后陷入沮丧，然后遗忘，如此循环。在类似的情况发生时，这种强烈的被责备的记忆可能会重新浮现，这被称为"闪回"。过去痛苦的事情仿佛在眼前重新发生。这会导致情绪更加焦虑，进而引发失败。无论如何，请告诉自己："那是过去发生的事情，与现在不同。"

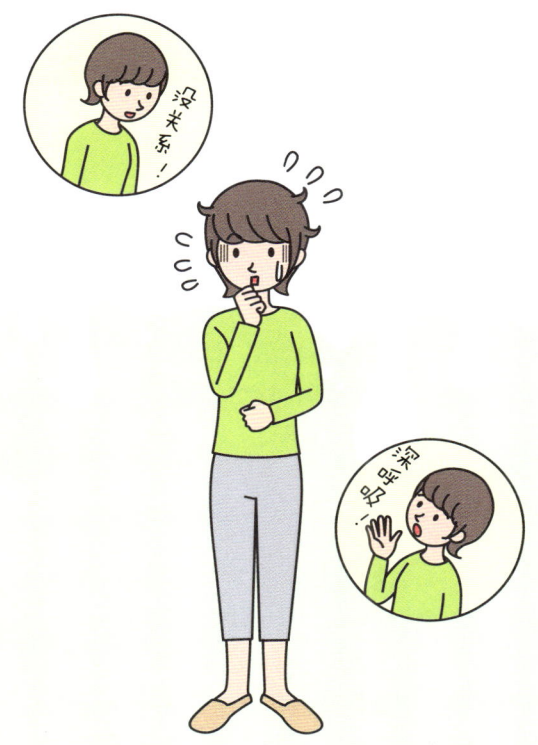

将"不要焦虑,保持冷静"化为护身符

焦虑是禁忌。焦虑会扰乱你的思维,让你的双手颤抖,阻碍工作顺利进行。首先,深呼吸,让自己冷静下来。告诉自己"不要焦虑,保持冷静"。

第 51 页的内容将帮你召唤出"小小的自己"或"神仙",让他们听从你的命令。仅仅完成这一步,你或许就能稍微平静下来。

当你不知道该怎么办时，请这样做

大脑一片空白

当闪回发生，过去失败的记忆一下子涌上心头时，你可以说"请等一下"。即使你不想说出来，也可以用某种手势让对方知道你遇到了困难。你可以说"我不舒服，请让我休息一会儿"，然后离开现场，这也是可以的。10 分钟后你应该能冷静下来。

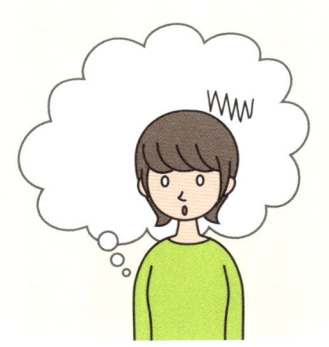

愤怒即将爆发

当你无法处理各种事情时，你心中的愤怒可能会爆发。此时爆发的能量强度可能会让周围的人感到惊讶。在这种情况下，你最好离开现场，以免情况变得更糟。愤怒即将爆发的时候，通常是多个条件叠加所致——工作很忙，睡眠不足，身体状况不佳，生理期或生理期前，家里有烦心事，等等。意识到自己现在的状态与平时不同，这一点至关重要。

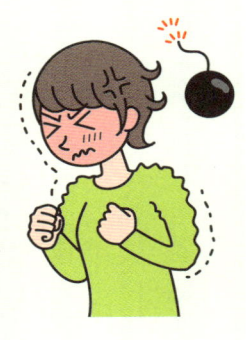

感到紧张、不安

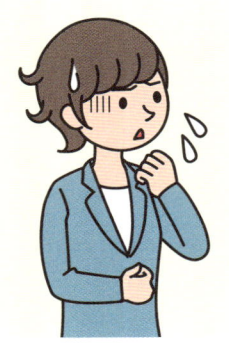

你如果在前往陌生地方、接触陌生人或面对陌生情况时容易紧张，就尽量避免这样的情况发生。同时，了解自己在什么情况下会感到紧张和不安，这一点也很重要。若遇工作等无法避免的情况，应提前做好避免紧张的准备工作，比如事先去现场查看等，若遇到实在难以应对的事情，则应选择拒绝。

与自己相处

为了与自己和谐相处，好好休息，重视睡眠

> 意识到自己容易疲劳

为了避免犯错或迟到，那些清楚知道自己有ADHD，并努力在社会中生活而不引发重大问题的人，时刻紧绷着神经。此外，在与家人以外的人相处时，她们也会在情感上压抑自己，身心都会感到疲惫。

意识到自己容易疲劳是非常重要的。

当你拖着疲惫的身体回到家，还要勉强完成家务时，你的心情没有平复的余地，你的情绪可能会因烦躁而爆发。

请在从工作到家庭的场景变化之间，至少先深呼吸，闭上眼睛，创造片刻宁静的时间，给自己充电。

打破"白天困、晚上精神"的恶性循环!

要想给自己充电,最重要的方式是睡眠。

如果晚上没有好好睡觉,白天的清醒度会降低。也就是说,你总是会感到困倦和疲惫。ADHD人士的注意力本就难以持续集中,容易对事物感到厌倦,若再困倦,注意力就更难集中了。

要想打破这种恶性循环,就要确保晚上睡得好。

你的大脑如果得不到休息,就会因为信息过多而崩溃。减少刺激和好好休息,可以让你的大脑有效地工作。

如果你沉迷于有趣的事情而睡得晚,建议设置闹钟来提醒就寝时间。

回到"减少计划"的基本原则

如果你太忙,无论是否有ADHD,注意力都会分散。减少计划,确保自己有时间休息是非常重要的。

检查你的日程表,看看是否有太多用红笔写的必须遵守的约定,或者不情愿地接受了邀请,说"我会去"的约定。请经常检查自己的计划。

有意识地创造一个无所事事的日子也是计划中所必需的。你如果决定每晚睡7个小时,那么就要想想在哪里可以留出时间。

确保睡眠时间

设置在睡觉前 30 分钟提醒的闹钟

晚上比较安静，很少有其他刺激，因此，很容易沉迷于喜欢的事情。设定一个结束的时间，比如睡觉前 30 分钟，并设置闹钟。

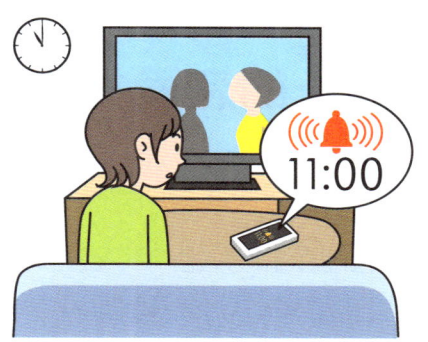

构建"默认模式网络"的正念法

大脑需要"什么都不想"的时间。据说，无意识状态下的活动非常重要。正念（mindfulness）是一种冥想状态，它将外界信息阻断，专注于当下。这是构建"什么都不想"的"默认模式网络"所必需的。通过让大脑休息，心情也会平静下来。因此，睡前设置冥想的时间非常重要。

肌肉松弛法

握紧拳头，用力，然后慢慢呼气，放松全身的力量，这可以缓解身体的紧张感。

为了能进入深度睡眠，尝试一下

睡前不要看手机

睡前看手机不好，不仅是因为蓝光对眼睛有刺激，还因为你可能会沉迷于社交媒体和网络新闻而熬夜。此外，负面评论可能会让你因担心而无法入睡。

早起沐浴阳光

当生活节奏被打乱而无法入睡时，即使你感到困倦，也要先确保早上按时醒来。沐浴阳光可以帮助你在晚上产生促进睡眠的物质，改善睡眠。

不要想负面的事情

当你躺在床上时，尽量不要考虑明天的计划或担忧的事，告诉自己："等起床后再思考、再行动。"然后有意识地让大脑停止运转。

> 与恋人相处

为了拥有一段长久且能帮助自己成长的恋爱关系

当恋人占据了你整个大脑时,注意力可能会过度聚焦在恋人身上

当陷入恋爱关系时,你可能会发现自己无论是在工作时、在与朋友相处时,还是在做其他任何事情时,满脑子都只想着自己的恋人。由于工作记忆容量小,因此,在恋爱中你可能会发现自己更加难以分心去关注恋人以外的事情,这会导致你更加粗心大意。在工作中,你出现的错误可能会增多;在与朋友的交流中,你可能会显得心不在焉。如果你频繁地给恋人发消息,询问"你在做什么"等,甚至可能会干扰到恋人的工作,进而影响到恋爱关系的顺利发展。

核心对策是，
暂且将他从你的思绪中移开

比如，当他没有立即回复你的消息时，你可能会忍不住想："他不喜欢我了？"如果你们之间没有明确的问题，那么请停止这些消极的猜测。请记住：他有他的工作和生活，他脑子里装着其他事情，这和他喜不喜欢你完全是两回事。

当你无法集中精力做你应该做的事情时，不妨试试以下方法。

●设定恋爱时段

当你在工作中或与其他朋友在一起时，不要想你的恋人。把你的恋人从你的思绪中暂时移开。你可以设定一个恋爱时段，比如，7点以后再开始想他。

●不要消极地思考问题

正是因为喜欢，你才会在意他的一些小细节。当他没有回复时，可能是"他很忙"；当他的回复很冷淡时，可能是"他很累"。不要认为问题出在自己身上。

●让生活变得井井有条

你会因为不知道什么时候会收到消息，而一边看手机一边吃饭吗？吃饭时专注于吃，做家务时专注于做家务，专注于你眼前应该做的事情。认真打扫房间本身就有助于整理思绪。当你觉得恋人的事情充满了你的头脑时，请环顾四周，深呼吸。

无法控制情绪，
往往会导致关系破裂

当感到沮丧时，你往往难以控制行为。你可能会在冲动之下说出"分手！"并挂断电话，事后追悔莫及；也可能会脱口而出一些话，无意中伤害了对方。因此，当情绪激动时，请记住"3秒忍耐法则"。暂时离开现场也是有效的。

容易被贴上"邋遢"的标签

约会时不小心打翻饮料，弄丢重要物品……在恋爱初期，对方可能会睁一只眼闭一只眼，但如果这样的情况频繁发生，你就会给人留下"邋遢"的印象。此外，你如果总是穿着沾有污渍或皱巴巴的衣服赴约，可能会让对方误解为"她不想为了我精心打扮"。当然，经常迟到或不遵守约定也是一个问题。请努力克服这些问题吧！

容易"一见钟情"，被不适合自己的男人吸引

冲动特征明显的女性往往容易被帅气、风趣、行事张扬的男性所吸引。此外，她们容易在强势而刺激的诱惑下轻易地将自己交给了这样的男性，可能会导致意外后果，或者事后发现自己被欺骗了，从而陷入意想不到的痛苦境地。不断重复迅速燃烧又迅速结束的恋爱，只会让人身心俱疲。请试着关注那些关心你、对你温柔的男性吧。

明知与对方没有光明的未来，却仍然无法分手，这可能是因为你具有将麻烦的事情推迟的倾向。想分手，就立即向他提出吧。

失恋时需要注意的事

如果分手是因为对方喜欢上了别人，这不意味着你的价值低。不要陷入消极模式，比如，认为"他的新女友肯定比我更整洁"或"她一定擅长我做不到的事情"。虽然过程很痛苦，但学会"忘记"才是正确的做法——避免查看任何与他相关的信息。等到想起他也不再感到恐慌时，你可以将愉快的回忆写成一封信，不必寄出，一边说着"谢谢"，一边把信撕掉、扔掉。

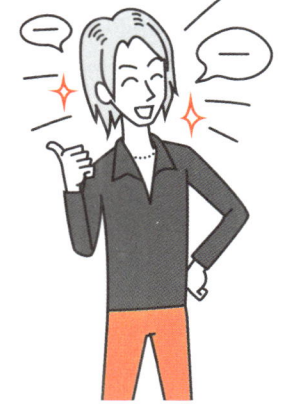
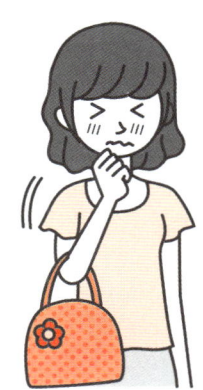

> 与父母相处

让你降低自我评价的人，可能是父母

在严苛的评价中成长的孩子很痛苦

ADHD人士会降低自我评价，认为自己"反正做不到"，这种自我评价的降低可能源于无数次的失败和受挫的经历，也可能与周围的人严苛的评价有关。

父母的评价往往会成为孩子自幼形成的自我评价。特别是那些被严厉的母亲抚养长大的人，更容易陷入低自我评价的困境。当孩子持续听到"你很快就会忘""你真懒"这样的话，意识到即使自己付出了努力，被关注的也只是负面表现时，孩子的自我评价会不断降低。

此外，兄弟姐妹也会经常被拿来比较。在兄弟姐妹不多的情况下，评价往往容易固化，比如，"姐姐明明做得很好"或"你不够可靠，不敢交给你做"。

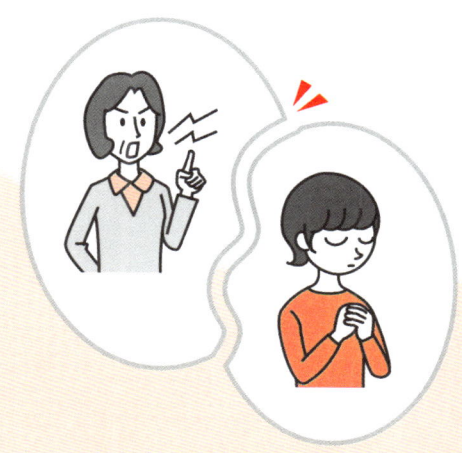

即使长大成人,也难以摆脱父母的影响

即使你向父母说明自己有 ADHD,并解释了 ADHD 的特征,父母对你的评价可能仍然不会改变,这确实很痛苦。

如果是这种情况,你可以尝试告诉自己:"即使得不到父母的认可也没关系。"如果你已经独立生活,你可以尝试沟通:"我已经成年了,不要再那样说我了。""你们不经意的一句话,会伤害到我。"这样的表达或许能让父母意识到他们脱口而出的话带来的影响。如果他们仍然不理解,那也没办法。你如果接收到的只是那些固化的负面评价,与原生家庭保持距离也是可以的。你可能认为不该冷漠地对待养育自己的父母,但为了保护自己不受伤害,保持适当的距离是必要的。

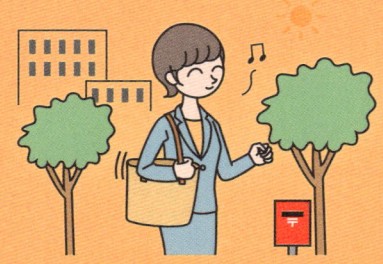

第 5 章

ADHD 的治疗

尝试了各种生活技能后,如果问题仍然难以解决,受伤的经历也未见减少,那么可以考虑通过医疗手段来解决。

本章将详细解释 ADHD 的发病机制。

在此基础上,让我们探讨实际可行的治疗方案。

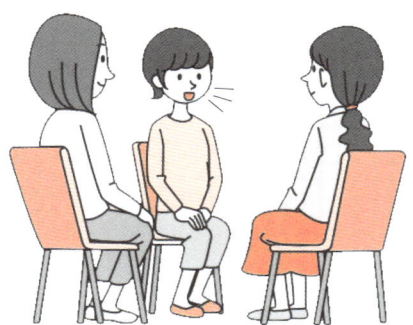

ADHD 的诊断

ADHD 的诊断标准：DSM-5 和 ICD-10

成人 ADHD 与儿童 ADHD 的诊断依据不同

一个人要判断自己是否有 ADHD，需要前往专门的医疗机构，特别是精神科就诊。诊断标准通常参考美国精神医学学会（American Psychiatric Association, APA）发行的《精神障碍诊断与统计手册》（*The Diagnostic and Statistical Manual of Mental Disorders, DSM*）第五版（DSM-5）和世界卫生组织（World Health Organization, WHO）的《国际疾病分类》（*International Statistical Classification of Diseases and Related Health Problems, ICD*）的第十版（ICD-10）。

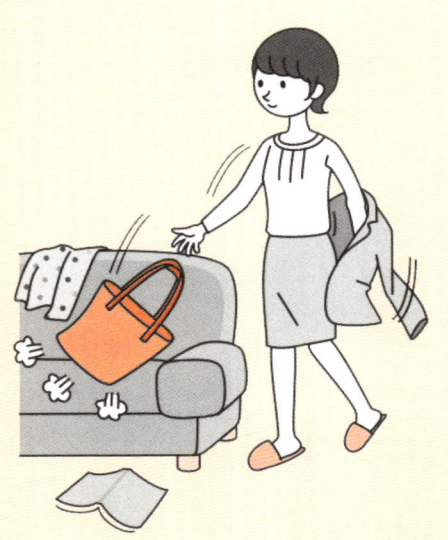

第 148~149 页列出的是 ADHD 的诊断标准条目。仔细查看后你会发现，对于儿童来说很多条目似乎都有所对应。例如，坐立不安、优先考虑感兴趣的事物、注意力难以持久等，这些在儿童身上可能被视为"没办法"的条目有很多。

实际上，对 17 岁以上的人来说，如果他符合这些条目中的 5 个，就会被诊断为 ADHD；而儿童则需要符合 6 个条目才会被诊断为 ADHD。

此外，诊断依据并不仅限于当前的状况。对于成人，其幼年时的表现也是重要的诊断材料。除了追溯父母或本人的记忆外，医生还会通过托儿所或幼儿园的联系手册、学校的成绩单等进行诊断。

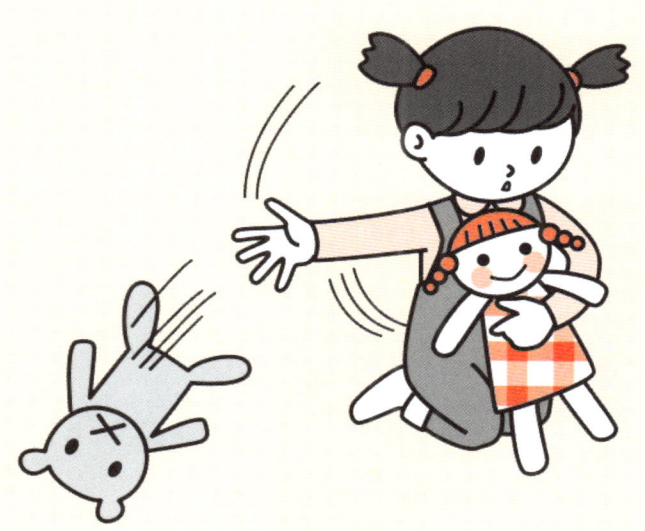

ADHD 的诊断标准

🅐 （1）和/或（2）所特别规定的注意缺陷和/或多动、冲动的持续状态，阻碍了发育或功能的发展。

（1）（2）以下症状中有6个（或以上）症状至少持续6个月，其程度与发育水平不相称，对社会和学业/职业活动直接产生负面影响。

注 这些症状包括叛逆行为，违拗、敌意的表现，还有不能理解任务和指令。年龄较大（17岁及以上）的青少年和成人至少需要符合5个症状。

（1）注意缺陷

a. 在学业、工作或其他活动中，经常不能密切注意细节或粗心大意（例如，忽视或遗漏细节，做起事来不精确）。

b. 在任务或游戏活动中，经常难以保持注意力（例如，在听课、与他人交流或长时间的阅读中难以保持注意力）。

c. 当别人与其直接对话时，经常看起来心不在焉（即使在没有任何明显干扰的情况下，也显得心不在焉）。

d. 经常不遵循指示以至于无法完成学业、家务及工作中的职责（例如，开始执行任务时很难立刻集中注意力，任务执行过程中容易分神）。

e. 经常难以组织任务和活动（例如，难以有条理地完成任务，难以把材料或物品放得整齐，工作混乱、无头绪，时间管理不良，不能遵守截止日期）。

f. 经常回避、厌恶或不情愿从事那些需要精神上持续努力的任务（例如，写学校作业或家庭作业；对于年龄较大的青少年和成人，还包括写报告、完整填写表格或修改长文章）。

g. 经常丢失任务或活动所需的物品（例如，学校的资料、铅笔、书、工具、钱包、钥匙、文件、眼镜、手机等）。

h. 经常容易被外界的刺激干扰而分神（对于年龄较大的青少年和成人，可能还包括不相关的想法）。

i. 经常在日常活动中忘记事情（例如，做家务、外出办事；对于年龄较大的青少年或成人，还包括回电话、付账单、遵守约定等）。

（2）多动、冲动

a. 经常手脚动个不停、咚咚地敲东西或在座位上扭来扭去。

b. 当被要求坐在座位上时却经常离开座位（例如，离开教室、办公室或其他工作场所，离开在其他情况下需要保持在原地的位置）。

c. 经常在不适当的场合跑来跑去或爬上爬下。

注 对于青少年或成人，可以仅限于坐立不安的主观感受。

d. 经常无法安静地玩耍或从事休闲活动。

e. 经常忙个不停，好像"被发动机驱动着"（例如，在聚餐、会议中无法长时间保持不动或觉得不舒服；可能给他人的感受是坐立不安或很难待在一起）。

f. 经常讲话过多、喋喋不休。

g. 经常在问题还没有问完之前就把答案脱口而出（例如，乱接别人的话，不能等待交谈的顺序）。

h. 经常难以等待轮到自己（例如，当排队等待时）。

i. 经常打断或打扰他人（例如，在谈话、游戏或活动中，插嘴或打断别人；没有询问或未经允许使用他人物品；青少年或成人可能还会对别人的事情指手画脚，甚至可能要把别人正在做的事抢过来做）。

B 若干注意缺陷或多动、冲动的症状在 12 岁以前就已存在。

C 若干注意缺陷或多动、冲动的症状存在于两个或更多的场所和场景（例如，在家、学校或工作场所中；在与朋友或亲属的互动中；在其他活动中）。

D 有明确的证据显示这些症状干扰了社交、学业和职业功能，或者降低了其质量。

E 这些症状不止出现在精神分裂症或其他精神障碍的病程中，无法用其他精神障碍更好地解释（例如，心境障碍、焦虑障碍、分离性障碍、人格障碍、物质成瘾或戒断）。

出处 DSM-5 精神疾患の診断 統計マニュアル（医学書院）

ADHD 的诊断

成人 ADHD 与儿童 ADHD 有不同的诊断标准

在家庭内外，生活的困难程度存在不同

成人与儿童在 ADHD 的特征表现上有何不同？美国心理学家哈洛韦尔等人提出了"成人 ADHD 诊断标准"的草案。

成人 ADHD 的常见症状有"总是追求强烈的刺激""不擅长遵循既定的做法或按照规定的程序做事"等，比较易于理解。

在成人 ADHD 中，有的人即使在职场或与朋友相处的场合不会有什么问题，但会让一起生活的家人感到很辛苦。还有的人能处理好大部分事情，但在与孩子或配偶的关系中有极大的困扰。

需要与其他表现出类似症状的障碍进行区分

诊断 ADHD 的关键是要与其他表现出类似症状的障碍进行区分。

下面是作为判断标准的条目示例：
- 人际关系如何？
- 存在沟通问题吗？
- 感到极度焦虑或紧张吗？
- 感到极度缺乏精力吗？
- 过度追求完美吗？

ADHD 的诊断不仅要关注 ADHD 的症状，还要检查是否存在其他症状，以及是否有其他疾病能更好地解释个体的整体情况。

此外，诊断不能仅依赖个体的自觉症状。与此人共同生活的家庭成员或同事对这个人的看法对于诊断的准确性也非常重要。

DSM-5 指出 ADHD 和 ASD 存在的共病性。

本书从第 168 页开始，详细阐述了表现出与 ADHD 类似症状的各种障碍。例如，同样表现为"无法整理"，但原因可能完全不同，治疗方案也有所不同，因此，鉴别诊断非常重要。

成人 ADHD 的诊断标准（哈洛韦尔等）

A 至少符合其中的 15 项，即存在慢性障碍。

1. 感到没能充分发挥自己的力量，未达到目标（无论过去的成就如何）。
2. 做计划、做准备时有困难。
3. 做事磨蹭、拖延，难以开始工作。
4. 同时进行很多计划，却未能完成。
5. 往往不考虑时间、地点或状况，想到什么就说什么。
6. 总是追求强烈的刺激。
7. 无法忍受无聊。
8. 容易分心，难以集中注意力。话说到一半或书读到一半就分神了，但有时非常专注。
9. 富有创造力，直觉敏锐，智力水平很高。
10. 不擅长遵循既定的做法或按照规定的程序做事。
11. 没耐性，忍受不了压力，忍受不了欲望得不到满足。
12. 容易冲动。
13. 即使没必要也会无休止地担心。
14. 有不安全感。
15. 情绪不稳定。
16. 坐立不安。
17. 有成瘾倾向。
18. 慢性低自尊。
19. 自我认知不准确。
20. 有注意障碍（Attention Deficit Disorder，ADD）、躁郁症、抑郁状态、药物滥用（包括酒精依赖）或冲动、难以控制情绪等家族史。

B 儿童期就有 ADD（无须正式诊断，只要在成长过程中有相关征兆或症状）。

C 处于无法用精神医学或其他医学解释的状态。

出处 改编自「へんてこな贈り物」(即日文版《分心不是我的错》,司马理英子译)

吉尔伯格的阿斯伯格综合征诊断标准

1. 社会交往缺陷（极端的以自我为中心）

（至少符合其中的2项）
a. 缺乏与他人互动的能力。
b. 缺乏与他人互动的意愿。
c. 缺乏对社交信号的理解。
d. 在社交、情感表达方面有不恰当的行为。

2. 兴趣狭窄

（至少符合其中的1项）
a. 排斥其他活动。
b. 不断重复。
c. 固定刻板、漫无目的。

3. 强迫性的习惯、规则

（至少符合其中的1项）
a. 对自己，在生活上。
b. 对他人。

4. 言语和语言特征

（至少符合其中的3项）
a. 发育迟缓。
b. 表面上语言表达很纯熟。
c. 语言表达形式化，拘泥细微之处。
d. 韵律奇妙，声调独特。
e. 理解能力差，如错解字面意思和隐含的意思等。

5. 非语言沟通的问题

（至少符合其中的1项）
a. 较少使用手势、动作。
b. 肢体语言生硬、笨拙。
c. 表情匮乏。
d. 表达不恰当。
e. 眼神游离，不自然。

6. 不擅长运动

神经发育测试的分数偏低。

译注 克里斯托弗·吉尔伯格（Christopher Gillberg），瑞典哥德堡大学儿童和青少年精神病学教授。此诊断标准详见《孤独的生物学》（*The Biology of the Autistic Syndromes*,1992）。

ADHD 的成因

ADHD 的成因与脑的工作方式有关

"脑的特性"导致
注意缺陷、多动、冲动等特征的出现

注意缺陷、多动、冲动是怎么出现的？ADHD 的成因在于脑功能障碍。也就是说，"注意缺陷""多动""冲动"等行为的出现与"脑的特性"有关。

脑功能障碍是先天性的，一般认为与遗传有关。

近年来的研究表明，ADHD 是由脑功能障碍引起的。一般认为主要是前额皮质、边缘系统和基底神经节的功能低下所致，但整体的状况尚不清楚。

前额皮质是整合思考和记忆的信息及调节情感、控制大脑整体功能的部位，边缘系统和基底神经节是控制运动协调、情感表达及意愿和动机形成的部位。如第 156~157 页图中所示，由于突触之间的多巴胺含量较低，大脑无法正常进行信息传递。

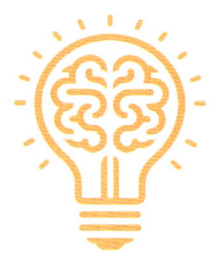

由于多巴胺的含量较低,前额皮质无法控制行为和情绪,因此,ADHD 人士容易对刺激产生情绪化反应。

此外,由于工作记忆的容量小,无法存储执行任务所需要的信息。因此,ADHD 人士的执行功能也会下降。

不仅受脑功能障碍的影响,还受环境的影响

话虽如此,ADHD 的症状并非仅仅是由脑功能障碍引起的。家庭、学校等生活环境可能会使症状变得更显著,也可能会使症状变得几乎不明显。环境因素与脑功能障碍错综复杂地交织在一起,这使得 ADHD 的症状时轻时重。

ADHD 的成因是脑功能障碍

与神经递质的异常有关

由于突触间多巴胺的含量较低,大脑无法正常进行信息传递。

突触:神经细胞之间传递信息的重要结构。信息是通过突触之间神经递质的交换传递的。

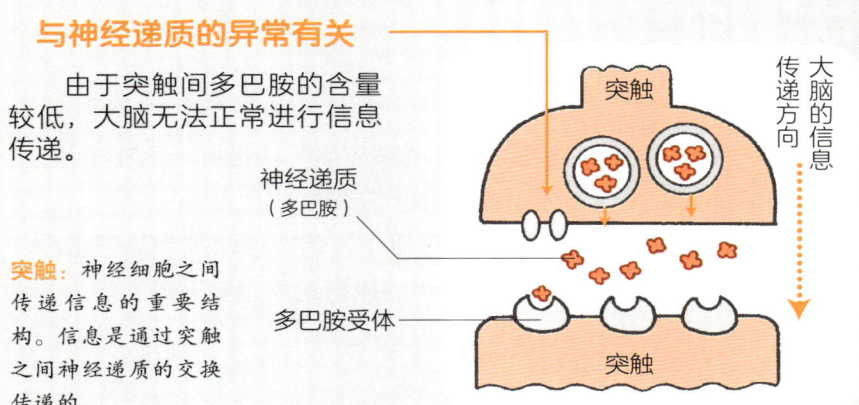

ADHD 的症状时轻时重 ← 错综复杂地交织在一起

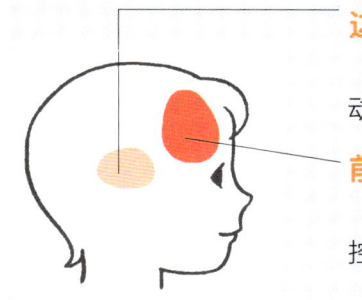

边缘系统和基底神经节

控制运动协调、感情表达及意愿和动机的形成。

前额皮质

整合思考和记忆的信息,调节情绪,控制大脑的整体功能。

大脑有异常的部位是哪里?整体状况尚不清楚

最近的研究表明,ADHD 等发育障碍主要是由脑功能障碍引起的,一般认为由前额皮质、边缘系统和基底神经节的功能低下所致。其他说法有,ADHD 的成因与小脑也有关系。如左图所示,神经递质的含量也可能是主要原因。脑功能障碍是先天性的,因此,与遗传有关。

环境因素

ADHD 的症状如上图所示,是由先天性脑功能障碍引起的,即遗传因素,但是症状的表现程度并非仅仅受此影响。家庭和学校等生活环境可能会使症状变得更显著,也可能会使症状变得微弱,甚至几乎无法察觉。

ADHD 的治疗

"了解"是第一步，从自己能做的事情开始

正确了解 ADHD，改变自己

对于因 ADHD 特征而失去自信的人来说，了解自己至今未能成功的原因非常重要。哪怕只理解 ADHD 的症状与脑神经学有关，就能改变对自己的认识。

积极学习与 ADHD 有关的知识吧。你可以从下面的方法中找到适合自己的方法。重要的是付诸实践。

开始建立自己的"框架"

首先，摒弃"我不行"的想法，塑造新的自我形象。

为此，请重新审视自己的日常生活，建立框架让进展不顺利的事情变得顺利。也就是说，构建一个自己易于掌控的日常生活。

通过安排一天的日程，就能建立时间的框架。摆脱每天被必须做的事情塞满、生活失序的状态吧。同时，确保充足的睡眠时间非常重要。请参考第 67~73 页的方法安排一天的日程，为自己留出睡眠时间。

尝试将不擅长或无法完成的事情交给他人

即便如此，无法完成的事情或挑战还会存在。尝试请求擅长做这些事的人帮忙吧。例如，如果清扫对你来说是困难的家务，那么你可以寻求家政服务；如果你无法管理财务，那么可以咨询财务规划师等。你可以将专业的事情交给专业人士。

具体到日常生活和工作中，例如，如果你负责做饭，就把收拾的工作交给其他家人；如果你负责策划和谈判，就把项目管理委托给其他同事。明确自己能做的事情，并尝试借助他人的力量。

记住，不必事事亲力亲为，这完全没问题。

如果这样尝试后情况仍未改善，建议寻求专业机构的帮助

到目前为止，你已经尝试了自己能做的事情，如果问题还是没有得到改善，就说明到了需要治疗的阶段。

建议去有关发育障碍的咨询机构咨询，或者去提供发育障碍治疗的医疗机构就诊。如果被诊断为 ADHD，请遵循医生制订的治疗方案吧。很多 ADHD 人士往往认为自己没有任何问题。但是，周围的人觉得难以与你一起工作、生活，你的言行甚至会给他们带来痛苦，你如果可以正视这样的现实，那么就可以开始接受治疗了。

治疗流程图

了解 ADHD
- 阅读书籍
- 参加讲座
- 听取专家的说明

建立框架
- 重建日常生活
- 决定时间分配
- 明确何时、何地、如何做

心理疗法
- 家庭疗法
- 指导教练
- 团体疗法

必要时，接受药物治疗

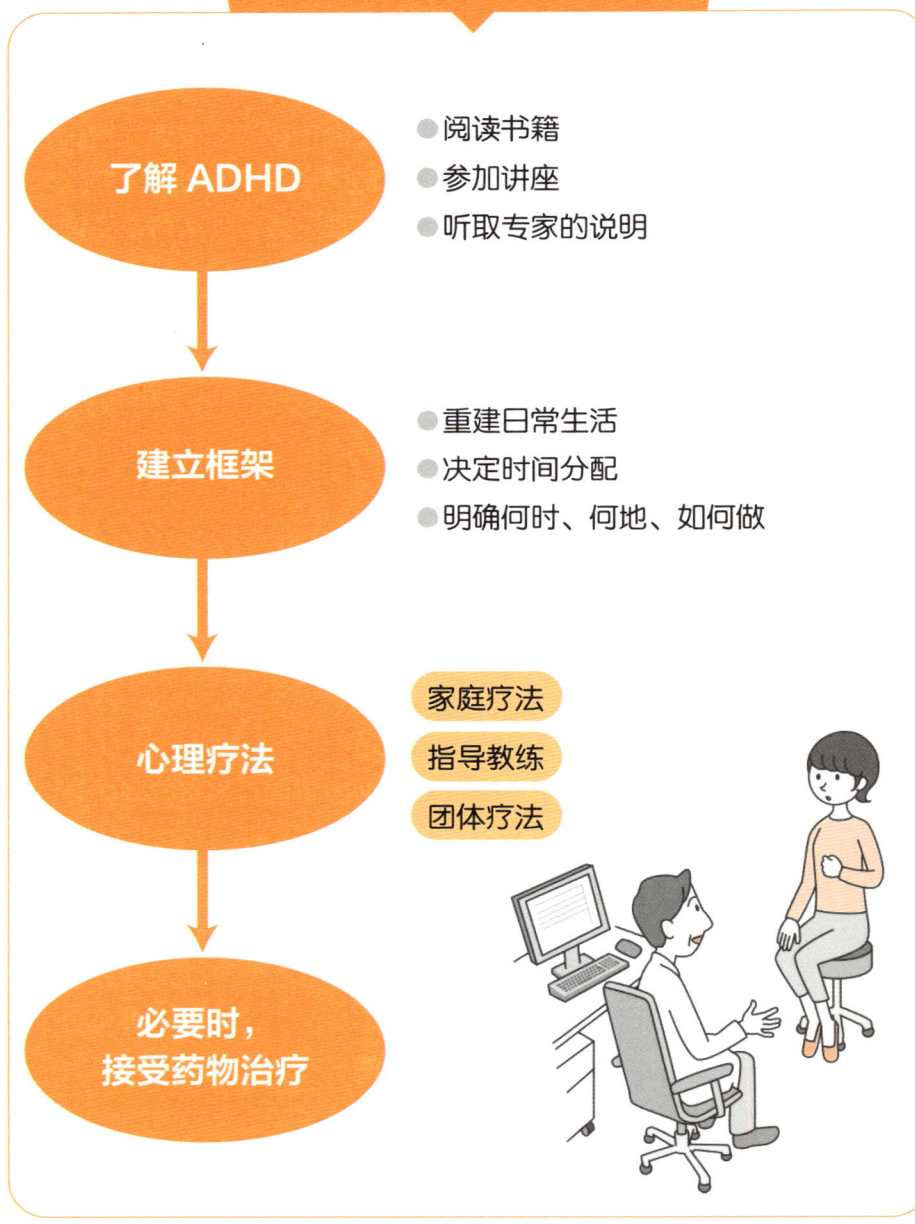

ADHD 的治疗

医疗机构开展的治疗

ADHD 的咨询可以提供实际生活的信息

医疗机构开展 ADHD 治疗时主要会采用心理治疗和药物治疗。首先，从心理治疗（心理咨询）说起。

ADHD 的心理疗法并非仅仅倾听、倾诉。由于 ADHD 人士会表现出各种各样的倾向，因此心理咨询师需要根据具体症状判断所采取的治疗方法，并与 ADHD 人士一起探讨必要的方法。对于那些由于屡屡受挫而自尊心受伤的人，心理咨询师需要照顾其复杂的心理状态。对于那些很少能意识到自己有 ADHD 的人，心理咨询师需要引导他们理解自己的言行在他人眼中的样子，以及对方会有什么感受。

下面介绍几种方法。

●指导教练

指导教练（coaching）能够经常确认针对 ADHD 制订的对策的实施情况和效果，并给予鼓励，对 ADHD 人士很有效。

●家庭疗法

家庭疗法，即夫妻二人或父母与孩子能一起接受心理咨询的治疗方法，也很有效。如果家人之间，特别是夫妻之间一直有各种各样的矛盾，那么家庭疗法非常重要。

即便知道对方有 ADHD，双方也难以相互理解，并且在尝试新的治疗方法时容易出现抵触情绪。这时，第三方的介入能够帮助一家人朝着共同的目标努力，是非常重要的。

●团体疗法（同伴咨询）

将 ADHD 人士召集在一起，各自诉说自己的烦恼，一起讨论可行的治疗方法和对策的同伴咨询，也很有帮助。ADHD 人士总认为只有自己很失败，如果能知道其他人也与自己一样被同样的问题所困扰，这会给治疗带来很大的帮助。

条件允许的话，接受由专家组织的团体治疗，效果会更好吧。

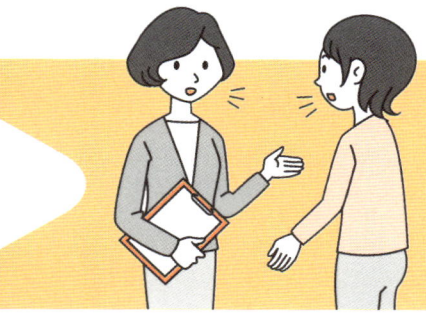

指导教练

- 一起思考生活日常的框架。
- 整理并检查每天的事情是否顺利进行。
- 顺利进行的话就给予鼓励。

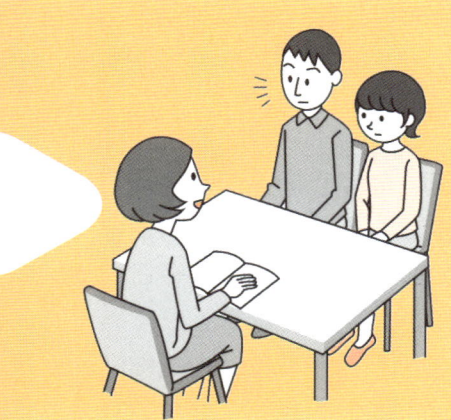

家庭疗法

- 深化家庭成员对 ADHD 的理解。
- 考虑 ADHD 人士顺利生活的方法。
- 支持所有家庭成员朝着共同的目标前进。

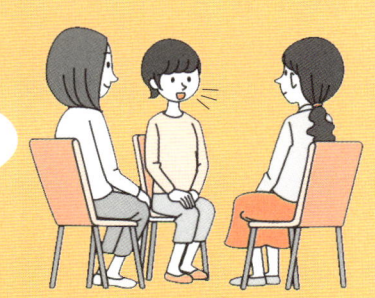

团体疗法（同伴咨询）

- 当事人之间确认"不只自己这样"。
- 交换解决问题的策略。
- ADHD 人士之间相互鼓励。

ADHD 的治疗

调整大脑内神经递质的药物治疗

如果生活中的方法和策略难以解决问题时，药物治疗也是一种选择

正如第 161 页所述，尝试心理咨询等心理社会疗法通常会有效果。然而，即使经过多方尝试，注意缺陷、多动、冲动等问题若仍未得到解决，并严重影响到工作、家务等日常生活，那么药物治疗也是一种选择。

对 ADHD 有效的药物，其作用机制是调节大脑内的神经递质。目前常用的代表性药物有三种：盐酸哌甲酯（商品名：专注达）、盐酸托莫西汀（商品名：择思达）、胍法辛。

第 166~167 页的表格归纳了这些药物的主要特性和注意事项。

药物的效果

药物治疗并不能让所有症状完全消失。服用的药物和个人的体质不同，效果的显现也是不同的。

一些明显的效果包括：
- 整理起来更容易。
- 注意力更容易集中。
- 行动起来更有远见。
- 能够平静地思考。
- 日间的困倦减少。
- 烦躁减少。

这些药物能够帮助 ADHD 人士减少日常生活中的困扰。

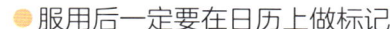

防止忘记服药

ADHD 人士可能会忘记服药，也可能会因忘记是否服药而误服过量的药物。因此，需要采取一些用药管理技巧。

- 在药物包装上写上日期
- 服用后一定要在日历上做标记

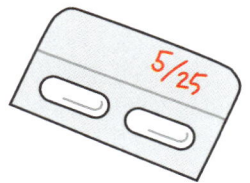
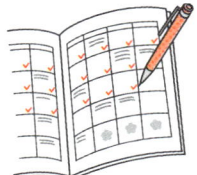

代表性药物概述

盐酸哌甲酯（Methylphenidate Hydrochloride）
商品名：专注达（Conserta）

这是一种被称为"中枢神经兴奋剂"的药物。它通过调节大脑内多巴胺和去甲肾上腺素的平衡来发挥作用。

每日一次，早餐后服用。药效一般在服药后约 1 个小时开始显现，可持续约 12 个小时。

有 18mg、27mg、36mg 三种规格的胶囊。通过组合使用这些规格的胶囊，在 18mg 至 72mg 的剂量范围内，寻找既能有效改善症状又不产生副作用的个体化剂量。

第一周服用 18mg，第二周增至 27mg，以此类推，每周增加 9mg。在此过程中，应密切观察疗效和副作用情况。

如果剂量合适，很多人会在服药当天就感受到效果。但是，有时即使有效果，本人也可能意识不到，最好请家人协助观察。建议最初每两周接受一次医生诊察，报告疗效和副作用情况，共同商量剂量的调整。

为了防止忘记服用，建议固定一个时间服用，比如早上 7 点。关于服药时间，应与医生商量决定，以确保药物在本人自觉困难较多的时段内发挥效果。

副作用

午餐时食欲不振较为常见。另外，药效消失后，觉醒作用有时仍会持续，如果出现这种情况，应将服药时间提前。有些人可能会出现皮疹，如果出现这种情况，可能需要考虑换用其他药物。

需要注意的是，服用盐酸哌甲酯可能会提高工作效率，使工作进展顺利，这会导致 ADHD 人士承担比以往更多的工作量，可能更容易感到疲劳。请注意：不要一次性过度投入工作。

盐酸托莫西汀（Atomoxetine Hydrochloride）
商品名：择思达（Strattera）

这是一种选择性去甲肾上腺素再摄取抑制剂。通过抑制去甲肾上腺素被细胞再摄取，调节大脑中去甲肾上腺素和多巴胺的平衡。

有 5mg、10mg、25mg、40mg 的胶囊或口服液。

通常每天两次，早餐后和晚餐后服用。

成人从一日量 40mg 开始，在 40mg 至 120mg 的范围内确定有效剂量。通常从第一周早上 20mg、晚上 20mg 开始逐渐增加剂量。药效通常需要 2~4 周才能显现。

副作用

可能出现食欲不振、困倦、腹痛等症状，但很多人在一周左右就会适应。

胍法辛（Guanfacine/Intuniv）

这是一种选择性 α^{2A} 肾上腺素受体激动剂。通过刺激去甲肾上腺素的 α^{2A} 受体，起到增强神经传导的作用。

成人从一日量 1mg 开始，每周增加剂量，逐步增加至每日 4~6mg，并维持最佳剂量。

药效通常从 1~2 周后开始显现。

每日一次。由于可能会出现困倦，建议最好在晚餐后服用。

副作用

由于此药最初是用于治疗高血压的药物，因此，可能出现低血压、心率慢、眩晕、头晕、困倦等症状，也可能出现头痛、疲劳、失神等症状。

容易与 ADHD 混淆的其他发育障碍和精神疾病

阿斯伯格综合征

最大的区别在于沟通能力（两者可以共病）

在孤独症谱系障碍（ASD）中，阿斯伯格综合征人士的语言发展通常无明显迟缓，并具有相对较好的适应环境能力。然而，他们在人际交往方面存在明显困难。这一点与 ADHD 的核心特征有很大不同。阿斯伯格综合征人士在一对一交流且话题是自己感兴趣的领域时还能应对，但在面对多人交流的社交情境时可能会出现困难。

阿斯伯格综合征与 ADHD 存在共病的可能性。有些人在儿童期可能被诊断为阿斯伯格综合征，但在成年后可能被诊断为 ADHD。

主动怪异型与 ADHD 的相似之处

在与人交往、互动方面，阿斯伯格综合征有以下三种类型。
- 冷漠型：喜欢独处，只在必要时与人交往。
- 被动型：如果有人主动与他们交往，他们会做出相应的回应，但不会主动与人交往。
- 主动怪异型：虽然积极尝试与人交往，但常常只关注自己想说的话，总是以自我为中心，往往对其他人的感受和需求漠不关心。

特别是主动怪异型表现出的"易怒"和"冲动地说出自己的想法"等症状，其外在表现可能与 ADHD 的症状存在相似之处。

非常固执，日常生活过得不顺利

阿斯伯格综合征人士往往非常执着，他们可能会对日常事务有特定的坚持，即"必须这样做"。例如，他们可能有自己的清洁规则，即使非常忙碌，也必须早晚使用扫地机打扫房间。面对生活环境的重大变化，如结婚、生育等，他们可能很难适应，导致家务堆积，这种表现与 ADHD 的家务堆积状态相似。下一页总结了儿童期 ADHD 和阿斯伯格综合征的区别。

ADHD 与阿斯伯格综合征的不同点

儿童时期可以看到的不同

	ADHD	阿斯伯格综合征
多动	**有时存在** 与情境无关，总是动个不停。	**有时存在** 不理解状况或规则时会动来动去。
注意缺陷	**有问题** 容易分心，专注于一件事的时间很短。	**有偏差** 对感兴趣的事会入迷，对不感兴趣的事不能专注。
冲动	**有时存在** 不能等待。	**有时存在** 不能等待。由于不理解状况，动起来时会让人感觉很突然。
语言	**没有迟缓** 话多，有时会说得很快，只说自己想说的话题，对话中没有不自然的地方。	**没有明显迟缓** 使用难懂的词语，表达方式生硬。无视对方的存在或反应，自说自话，只按字面的意思解读对方的话，不能理解比喻或幽默的话。听不懂笑话。
人际关系	**没有问题** 容易因为一些有问题的言行引起周围人的反感，招来一些麻烦，但基本能理解一般的人际关系，能与同年龄的孩子建立适当的人际关系。	**有问题** 以一种非常古怪、冗长且不顾及对方感受的方式单方面与人交往。也有一种类型的人是别人怎么说就怎么做，无法很好地表达自己的感受。
固执	**没有** 不过度执着于某物或拘泥于某事。	**有** 兴趣爱好狭窄但深入。不惜花费大量时间搜集与爱好相关的信息。
感觉	**没有问题** 没有极端的感觉过敏或迟钝。	**有时存在** 在听觉、视觉、触觉等方面有极端的感觉过敏或迟钝。
其他		笨手笨脚、动作不灵活 （发育性协调运动障碍）

容易与 ADHD 混淆的其他发育障碍和精神疾病

学习障碍

学习障碍是指在数学、阅读和写作方面的极度困难

学习障碍（Learning Disorder, LD）是指在整体智力水平正常的前提下，个体在特定领域的学习方面表现出极端困难的一种障碍。具体来说：

- **阅读障碍** 阅读速度慢，难以理解内容。
- **书写障碍** 虽然能阅读文章，但不擅长书写汉字，无法写出文章。
- **数学障碍** 即使是简单的计算也出错，难以理解数量等概念。

学习障碍对日常生活的影响与 ADHD 相似

在日常生活中,学习障碍人士可能遇到与 ADHD 人士相似的困难。

● 家庭财务管理困难

有数学障碍的人对数的概念的理解较弱,小时候弄不懂进位和借位的计算,也学不好分数,成年后,难以维持收支平衡,家庭财务经常出现赤字、存不下钱、信用卡余额不足等情况。

● 空间认知能力差导致整理困难

对于空间认知能力较差(如难以把握房间尺度或规划物品布局)的人士,房间整理任务本身就会非常困难。这与 ADHD 人士因注意力不集中导致的杂乱状态,在成因上存在根本差异。

● 阅读和书写困难导致事务处理能力差

阅读困难(阅读障碍)及书写困难、写文章困难(书写障碍)等会显著影响个体的工作表现。由于无法处理文件内容等事务性工作,个体在工作场景中会遇到很多困难,比如,无法理解工作指示,遗漏关键信息,错误率高等。ADHD 人士可能同时有学习障碍。

困难相同，原因不同

处理事情速度慢

学习障碍

阅读速度缓慢，书写记账单等有困难，计算能力差，导致处理事情速度慢。

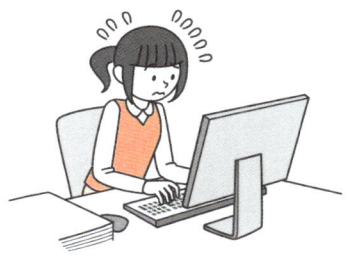

ADHD

虽然集中精力做的话会很快，但由于计划制订得不好，又难以立即开始，导致工作进展慢。

整理困难

空间认知能力差

由于不清楚应该将什么放在哪里，以及这个空间能放下什么，因此，无法整理。如果放置的位置决定好了，就能整理好。

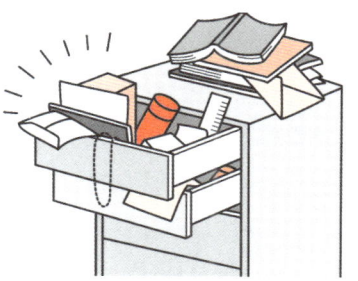

ADHD

由于注意力难以集中，无法将物品放回原来的位置，因此，房间总是杂乱无章。

家庭财务管理困难

学习障碍

由于计算困难，难以理解收支平衡，因此，家庭财务总是出现赤字。

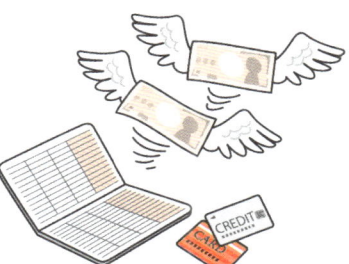

ADHD

由于对金钱使用的计划性差，经常冲动购物，因此，家庭财务出现赤字，或者透支消费。

容易与 ADHD 混淆的其他发育障碍和精神疾病

抑郁状态、抑郁症

可能出现 ADHD 的继发性障碍。
以前能做的事情，现在做不到了

在抑郁状态或得了抑郁症的情况下，像准备饭菜、收拾打扫等以前能顺利进行的事变得不顺利了，整体日常生活活动无法顺利进行。

情绪容易低落，对以前喜欢的事情也失去了兴趣，精力减退，动力无法提升。

睡眠变得不好，食欲也下降了。他们无法集中注意力思考，也无法做出决定，自信心下降，严重时，甚至会有死亡的念头。

抑郁症可能作为发育障碍的继发性障碍出现

抑郁状态或抑郁症的出现可能是由过度劳累、亲人去世、搬家等重大事件引起的,也可能是由长期积累的压力引起的。

ADHD 人士对压力的抵抗力较弱,可能共患精神障碍。其中具有代表性的是抑郁状态或抑郁症。

有些 ADHD 成人尽管付出巨大努力,但常因注意力不集中、多动、冲动等特征而难以取得预期效果。由于结果不佳,有些人会过度努力去做自己不擅长的事情,或者持续自责,从而诱发或加重抑郁症。

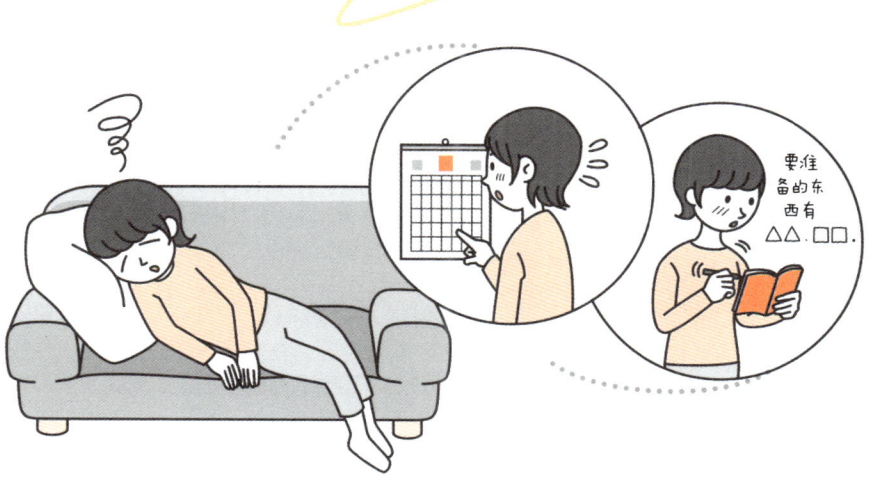

针对继发性的抑郁症的药物治疗

个体被确诊为 ADHD,并伴随抑郁状态、焦虑障碍、睡眠障碍或惊恐障碍等时,通常需要针对相关症状进行药物治疗。

治疗策略包括先治疗 ADHD,再对继发性症状进行药物治疗;先对继发性症状进行药物治疗,再治疗 ADHD。

在优先选择哪种药物时,与主治医生充分沟通非常重要。

当 ADHD 与抑郁状态都出现时

抑郁状态的成因不同,治疗方法也会有所差异。即使同样有 ADHD 与抑郁状态等继发性障碍,治疗的优先顺序也会有所不同。

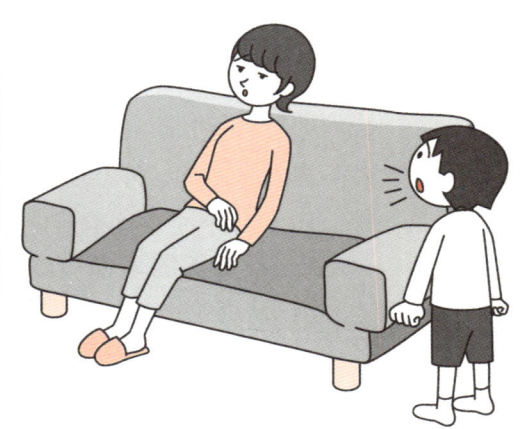

尽管没有患病,但过于忙碌的人会因超负荷出现类似症状

尽管没有患病,但长期处于"过于忙碌"状态的人可能会出现类似 ADHD 的症状。如果预定的事情和应该做的事情超出了个人的能力范围,就可能会出现错误率上升,忘记重要约定,以及因没时间做家务而使房间变得乱七八糟等问题。

此外,因为忙碌而无法保证睡眠时间,长期睡眠不足可能会导致白天判断力下降,疲劳累积,精力减退,严重时也会诱发抑郁状态。

因此,即使没有 ADHD,也要自我调整,不要安排太多计划,这很重要。

容易与 ADHD 混淆的其他发育障碍和精神疾病
其他精神疾病和激素不平衡的状态等

焦虑障碍

对所有事情都感到不安

焦虑障碍是指与个人情况不符的强烈不安状态。有焦虑障碍的人对日常生活中的琐事深感烦恼，总是处于不安状态。也就是说，他们无法保持冷静，总是紧张，可能会出现心悸、出汗等症状。

不适感、疲劳感、易怒、急躁、无法保持冷静、判断力下降等，这些表现与 ADHD 的表现相同。

但是，在焦虑障碍中，个体不会出现 ADHD 人士的典型症状，如冲动和注意力不集中。

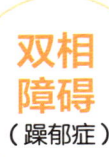

双相障碍（躁郁症）

躁狂状态时的表现与 ADHD 相似

双相障碍是一种躁狂状态和抑郁状态周期性发作的疾病。即使被治愈了，如果患者没有重视预防，大多数人仍可能在数年内复发。

"躁狂状态"期间，有的人会出现类似 ADHD 的表现：
- 注意力不集中、容易分心、无法保持冷静、情绪变化快。
- 能量水平高。
- 不经思考就行动。
- 思维活跃但行动散漫。
- 语速快，口若悬河。
- 冲动时不顾自身安全。

"抑郁状态"期间，有的人会出现缺乏动力、对喜欢的事物兴趣降低、难以集中注意力等表现。

双相障碍与 ADHD 的区别在于前者有周期性发作的特征，而后者没有。有双相障碍的人可能会出现连续几天昼夜不停地做事、不假思索地把多年地积蓄花掉、从早到晚不停地说话等极端的行为。在与她们血缘关系密切的亲属中也会有人有双相障碍。双相障碍和 ADHD 存在共病的情况。

> 边缘型
> 人格障碍

为了缓解痛苦而寻求强烈刺激

边缘型人格障碍是一种对自我－他人的形象缺乏安定感，难以控制情感和思想的精神疾病。边缘型人格障碍人士在人际关系中，一旦陷入某种情感就会不断追求，但关系建立后就会结束这段关系，或者一开始认为某人很棒，非常喜欢那个人，但不久后就会不断列举那个人的不好之处，说些关于那个人不行、讨厌那个人的话。

边缘型人格障碍人士对被拒绝这样的事非常敏感，一旦被拒绝就会责怪对方。

有的边缘型人格障碍人士也会反复做像割腕这样的自伤行为。

与 ADHD 人士为了集中注意力而寻求强烈刺激不同，边缘型人格障碍人士寻求刺激是为了缓解自己在与他们相处中遭受的痛苦。

强迫症

强迫行为变得强烈时会出现与 ADHD 相似的症状

强迫症是指超过正常所需地反复洗手、确认门锁、确认煤气阀等强迫行为或强迫观念的精神障碍。

一个人如果有过于强烈的强迫行为,就会为此会花费大量时间,以至于日常生活无法顺利进行。这种日常生活停滞的状态看起来可能与 ADHD 的表现相似。

精神分裂症

出现无法整理等极端情况

精神分裂症的发病时期多在中学阶段以后,其中,高中生、大学生或成人发病的情况较多。发病后,他们的整体行为会缺乏条理,也可能出现幻觉和妄想,以至于日常生活无法顺利进行。如果个体"无法整理"的症状极其严重,也可能是患上了精神分裂症等精神疾病。

译注 "精神分裂症"原文为"統合失調症"。从1937年至2002年日本一直使用"精神分裂症"这个病名。由于"精神分裂症"的表述会使人对患者产生误解和偏见,日本精神障碍者家族会提出修改病名的要求,经日本精神神经学会的调查讨论,精神分裂症于2002年被更名为"統合失調症"。

> 经前期综合征和更年期等

激素水平的波动

对于女性来说，激素平衡的极端变化可能会导致情绪波动。在经前期综合征（Premenstrual Tension Syndrome, PMS）的情况下，女性在经期前可能会变得烦躁，冲动地攻击他人，或者身体沉重，没有干劲，无法整理房间。

此外，在体内激素水平显著波动的时期，女性 ADHD 的症状更明显。了解自己的月经周期，避免在经期前安排太多计划，告诉家人"这段时间我可能容易烦躁"，调整环境，这些都是应对的方法。

即使症状相似，成因不同，治疗方法也可能不同

房间杂乱或经常迟到等症状虽然相似，但成因不同，采取的治疗方法和对策也可能不同。不能一概认为不擅长整理、经常迟到的人都有 ADHD。不要自行判断、认定"我有这种障碍"，即使是对很多 ADHD 人士有效的生活改善方法，也可能效果不佳，因此，请与医生充分沟通，这非常重要。

给支持 ADHD 女性的人的建议

为了支持 ADHD 女性，希望你知道的事情

请理解努力中的 ADHD 女性

周围的人可能常常觉得 ADHD 女性：总是不遵守约定和时间，常弄丢东西，总是心神不宁、坐立不安，和她在一起时会被牵着走，等等。如果她本人还没有意识到这点，请告诉她："这样下去，你身边的人也会感到疲惫。"她可能没有意识到自己的行为会给别人带来困扰，如果知道了，她可能就会意识到自己行为上的弱点，并尝试改变自己的行为方式。

如果她说"我知道问题所在，但不知道该怎么做"，那么请参考这本书，陪她一起思考改变行为的方法。

给出具体建议，与她一起思考

她并不是懒惰，也不是故意不守时。她只是容易被眼前的事情吸引，难以确定必须优先处理的事项。请在约定日期的前一天或 30 分钟前提醒她，如果是长期计划，请时不时确认进展情况。

无论是工作还是家务，请与她一起讨论：她擅长什么、不擅长什么，能做什么、不能做什么。在此基础上，共同制订你们之间的规则。制订规则时，不要把你的方式强加给她，要尊重她的做法，并将其融入规则。这样，因摩擦而产生的烦躁情绪也会减少吧。

停止争吵，充分沟通，
并将达成的共识记录下来

无论是家人还是朋友，越是亲近的关系，越容易毫无顾忌地说话，因此，争吵可能会不断发生。如果她确实在努力改善因 ADHD 导致的失误，那么首先请停止不断的"争吵"。

约定好时间，冷静地表达各自的想法，进行充分讨论。然后，将你们共同商定的事情记录下来。

即使你们当时彼此理解、达成了共识，随着时间的流逝也很容易忘记。特别是那些温暖、体贴的话语，请务必记录下来。

ADHD 女性往往有继发性障碍，
自我评价低

ADHD 女性往往因为一直以来的失败而受到周围的人责备，导致自尊心受伤，容易认为自己是个"没用的女人"。有的人还会伴有抑郁症等继发性障碍。

为了她，也为了与她相处的你，仅仅指责她做不到的事情，只会带来痛苦。如果经过充分沟通和讨论她仍无法做到，双方暂时保持一点距离也可以。这虽是无奈之举，但可能比继续伤害她要好得多。

希望为 ADHD 女性做的事情

- 一起考虑整理等家务的规则。
- 针对生活或工作的整体规划给出具体建议。
- 将决定的事情记录下来。
- 尊重她的意见。
- 用温暖的话语鼓励她。
- 不要试图一次性解决所有问题。
- 回想一下，她的魅力是什么。

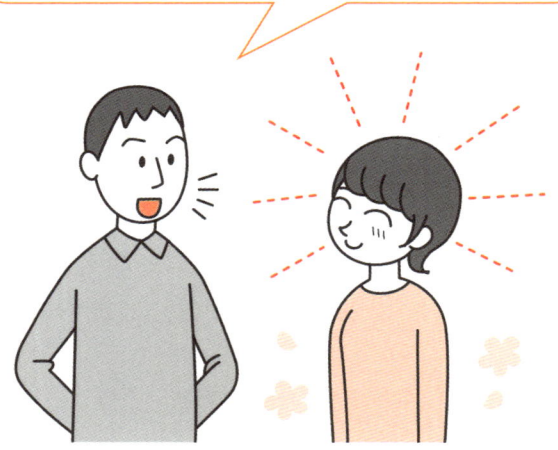

分担家务时希望考虑的事情

- 放弃"家务由女性承担"的固定观念。
- 进行家务外包（使用家政服务等）。
- 不要把总体时间安排全部交给她，共同考虑，扮演时间守护者的角色。

给支持 ADHD 女性的人的建议
针对不同关系，与 ADHD 女性的相处之道

致丈夫

作为与有 ADHD 的妻子共同生活的丈夫，你肩负着改善日常生活的点点滴滴，同时支持她恢复心理状态的责任。首先，请将妻子的优点用语言表达出来，告诉她，你有多珍惜她，多爱她。这样的话语和爱的表达，会成为妻子巨大的力量源泉。如果你们有孩子，请让她偶尔从育儿中解放出来，支持她去一个人的旅行或与朋友用餐等，帮助她创造放松的机会。

在孩子的教育中，你需要提供比普通家庭的丈夫更多的支持，请协助孩子完成作业，建立日常生活的框架。请主动分担家务，停止不断重复的争吵。

致男朋友

如果你想与她长久在一起,请将她为你做的美好的事情和困扰你的事情都告诉她。对于她不擅长的领域,请与她一起探讨可行的解决方案。当她遵守你们共同制订的规则时,请表扬她。

她非常爱你,正因为如此,她渴望为你而努力变得更好。

如果她没有遵守约定或失败了,请冷静地与她一起回顾"为什么没能做到"。单方面责备她做不到的事情,可能会让她因过度自责而受到过多的伤害。

当双方的意见不一致,情绪烦躁时,给彼此留出空间冷静下来也是必要的。

致职场上的同事

她真的会"不小心"忘记任务。如果你同时给她三个任务,她能记住一个可能已经竭尽全力了。在布置工作内容时,鼓励她做笔记,提醒她截止日期。

她的思维活跃,她能够随机应变,在需要灵活应对的场合可能会表现突出,因此,在大型项目中,让她负责需要即时反应的任务,她的优点可能会得到发挥。

致朋友

多年来,你也许一直在面对她重复出现的问题,你已经厌倦了,什么也不想说了。但是,请回想一下:你为什么还和她做朋友。她一定有她的优点,比如,她经常能想到有趣的事情,她对朋友很关心。相反,当她的行为让你感到困扰时,你可以清楚地指出问题所在。对于那些你无法承受丢失后果的贵重物品,请直接拒绝借给她,这对你们俩都有好处。如果她说"我不知道该怎么办",那么请与她一起考虑解决方案吧。

在守护ADHD女性时,请注意:
- 不要责备
- 不要否定人格
- 不要说泄气的话
- 不要翻旧账
- 要在无意中给予帮助
- 要多鼓励
- 要把优点说出来

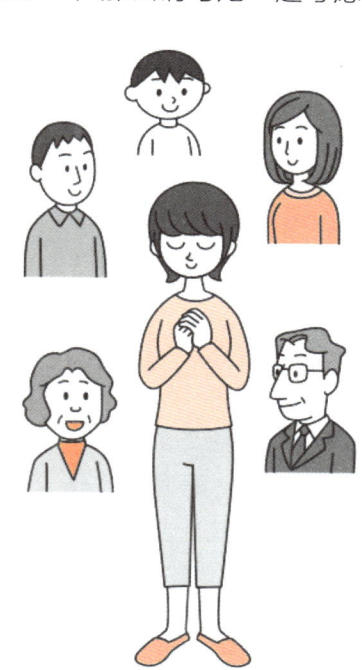

> 利用支持制度

利用就业支持制度找到工作

获取精神障碍者保健福祉手册

　　ADHD 人士如果因 ADHD 症状而无法继续原有工作而辞职，那么在考虑未来就业时，通常需要接受求职支持服务。

　　她们可以通过 Hello Work（即日本全国性公共就业服务机构）获得支持，近年来，利用障碍者就业支持中心等机构也可以获得支持。

　　需要注意的是，使用这些服务时可能需要持有精神障碍者保健福祉手册。获取该手册需要定期前往医疗机构就诊。

利用就业转衔支持项目

　　该项目面向预计能被普通企业雇佣的人，可以提供劳动、职业体验等场所，并进行提高就业所需知识和能力的训练。此外，该项目还提供求职活动的支持，并在就业后提供职场稳定所需的咨询支持。一般支持期限为 2 年。

　　目前，民营的就业支持机构也逐渐增加。这些机构为了提高 ADHD 人士的工作技能，提供电脑技能学习、沟通技巧指导、社交技能培训等内容。

　　这些地方通常需要每天通勤，因此，需要具备每天通勤的体力和稳定的精神状态。

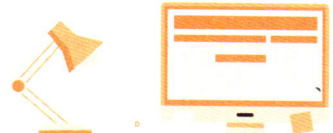

首先从日间照护服务开始

如果现阶段你还无法做到每天通勤参加上述培训，建议从日间照护服务（day care）开始尝试。

优先调整身心状态

你可能怀着"必须努力工作"的念头，也急于寻找新工作。然而，导致你离职的抑郁状态或健康问题更重要，需要认真治疗。请优先调整身心状态吧。

可以利用就业支持制度的地方

Hello Work

就业转衔支持项目

障碍者就业支持中心

利用支持制度

了解发育障碍人士可以利用的支持制度

> 障碍者雇佣制度同样适用于发育障碍人士。
> 即使是目前在职的人,若需要获得更多外界援助,也可以选择利用该制度。

接受发育障碍者就业支持中心的支持

日本的发育障碍者就业支持中心会通过障碍者雇佣制度为有发育障碍和精神障碍的人提供就业帮助。

利用这个制度就业时,个体通常需要满足有智力障碍(智商低于 70)且持有疗育手册或精神障碍者保健福祉手册。

精神障碍者保健福祉手册是为患有精神分裂症、双相障碍等精神障碍的人提供支持的依据,不过近年来也开始适用于有孤独症、阿斯伯格综合征、ADHD 等的发育障碍人士。

即使是那些按照一般的就业流程和标准,即通过招聘考试和面试难以被录用的人,也可以利用障碍者雇佣制度成功就业。此外,即便是已经工作的人,如果他需要周围人更多的支持,也可以利用这个制度。

接受职业能力测评

你如果因为有发育障碍的特征而在就业上遇到太多的困难,就有必要重新评估自己的能力了。

你可以接受职业能力测评,也可以接受全面的知识能力、职业适应性、注意力等方面的测试。有时,你可能因为从事了远超自身能力的高难度工作,或者岗位要求与个人能力不匹配的工作,而无法达到预期的水平。

在这种状态下工作,你会感到非常痛苦,会被逼入越来越困难的处境。

每个公司的待遇和条件各不相同,而利用障碍者支持制度的好处在于发育障碍人士在工作中遇到困难或不擅长的时候可以得到理解和支持,从而能够安心就业。

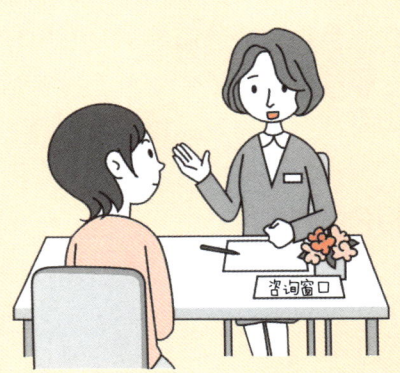

日本ADHD咨询机构

●发育障碍者支援中心（発達障害者支援センター）

发育障碍者支援中心是以早期发现和早期干预为目标，为发育障碍儿童或成人提供综合性支援的专门机构。

提供的服务包括：受理有关发育障碍的咨询，提供专业的指导与建议；为发育障碍儿童提供发育支援服务；提供就业支援与建议，促进发育障碍人士的社会参与；与医疗、福祉、教育等相关机构配合，完善地区内的全方位支援体系。

●社区障碍者职业中心（地域障害者職業センター）

社区障碍者职业中心是通过与全国性公共就业服务机构（即公共职业安定所，又名"Hello Work"）合作，为障碍者提供职业训练和就业支援服务的机构。日本47个都道府县均有设置。

●精神保健福祉中心（精神保健福祉センター）

精神保健福祉中心是为有心理困扰、精神疾病等的当事者及其家人提供综合咨询服务的公共机构。

精神保健福祉中心配有精神科医生、公认心理师/临床心理士、精神科社会工作者、作业治疗师、保健师、护士等专职工作人员。

●相关医疗机构

可参考日本精神神经科诊疗所协会（日本精神神経科診療所協会）官方网站上的信息。

こころのクスリBOOKS よくわかる女性のADHD 注意欠如・多動症
© Rieko Shiba 2020
Originally published in Japan by Shufunotomo Co.,Ltd.
Translation rights arranged with Shufunotomo Co.,Ltd.
© 2025 华夏出版社有限公司
禁止以任何形式将本书内容用于人工智能训练，禁止对本书内容进行扫描、复印、拍照等数字化处理后上传至任何平台，亦不得通过上述方式向他人传播本书内容。违者必究。

版权所有，翻印必究
北京市版权局著作权合同登记号：图字01-2024-5176号

图书在版编目（CIP）数据

与ADHD共处. 女性篇 /（日）司马理英子著 ; 张锐译. -- 北京 : 华夏出版社有限公司, 2025. -- (漫话ADHD译丛 / 于晓辉主编). -- ISBN 978-7-5222-0983-8

Ⅰ. R741

中国国家版本馆CIP数据核字第2025G9T636号

与ADHD共处（女性篇）

作　　者	[日] 司马理英子
译　　者	张锐
丛书主编	于晓辉
策划编辑	张冬爽
责任编辑	张冬爽
责任印制	顾瑞清
出版发行	华夏出版社有限公司
经　　销	新华书店
印　　装	三河市万龙印装有限公司
版　　次	2025年11月北京第1版　2025年11月北京第1次印刷
开　　本	880×1230　1/32开
印　　张	6.5
字　　数	140千字
定　　价	59.80元

华夏出版社有限公司　地址：北京市东直门外香河园北里4号　邮编：100028
网址：www.hxph.com.cn　电话：(010) 64663331（转）
若发现本版图书有印装质量问题，请与我社营销中心联系调换。

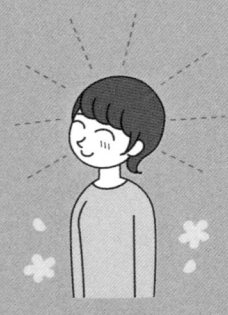